AF370543

Yasmin F. Yazdani

Avicenna: Pionier des Goldenen Zeitalters

Philosophie, Medizin und die Kraft der Synthese

tredition

Druck und Distribution im Auftrag des Autors
tredition GmbH, Heinz-Beusen-Stieg 5, 22926 Ahrensburg, Deutschland

Inhaltsverzeichnis

I. Im Herzen der Seidenstraße

Das Goldene Zeitalter des Islam

Reise durch die Zeit: Das Goldene Zeitalter des Islams und das Vermächtnis von Avicenna

Wir tauchen ein in den historischen und kulturellen Kontext des islamischen Goldenen Zeitalters und begeben uns auf eine faszinierende Erkundung des Aufstiegs der islamischen Zivilisation und der Schlüsselfaktoren, die zu ihrer Blüte beitrugen. Von den Fortschritten in der Medizin und der Mathematik bis hin zur Entwicklung von Kunst und Architektur werden wir die Merkmale aufdecken, die diese außergewöhnliche Ära ausmachten. Im Mittelpunkt dieser Erkundung stehen bemerkenswerte Persönlichkeiten, die einen nachhaltigen Einfluss auf die heutige Welt hatten. Unter ihnen ragt Avicenna als Pionier heraus, dessen Werke die Bereiche der Philosophie und der Medizin revolutionierten. Wir befassen uns mit den interdisziplinären Ansätzen muslimischer Gelehrter und dem Einfluss von Avicennas System auf westliche Universitäten und entschlüsseln das bleibende Erbe des islamischen Goldenen Zeitalters. Darüber hinaus zeichnen wir die Entstehung der Seidenstraße als Kanal für kulturelle Übertragungen nach und untersuchen ihre Rolle beim Transfer von wissenschaftlichem

Wissen und der Verbreitung neuer Ideen. Die Auswirkungen des Austauschs über die Seidenstraße auf Avicennas Werk werfen ein Licht auf die Verflechtung der Kulturen und den Austausch von Waren und Wissen. Auf unserer Reise durch Avicennas frühe Jahre entschlüsseln wir die Einflüsse, die sein intellektuelles Streben prägten, und die Auswirkungen des politischen und sozialen Klimas auf seine Entwicklung. Von seiner ersten Begegnung mit dem Wissen bis hin zu seinem Selbstbildungsprozess erhalten wir einen Einblick in den visionären Geist, der auch heute noch Generationen inspiriert.

Überblick über den historischen und kulturellen Kontext des islamischen Goldenen Zeitalters

Das Goldene Zeitalter des Islams ist das Zeugnis einer bemerkenswerten Ära des intellektuellen, wissenschaftlichen und kulturellen Fortschritts in der islamischen Welt vom 8. bis zum 14. Jahrhundert. In dieser Zeit trafen mehrere Faktoren zusammen, die diese blühende Zivilisation zu großer Blüte brachten. Ein entscheidender Faktor war das Entstehen eines stabilen politischen Umfelds in den islamischen Kalifaten, das eine Atmosphäre förderte, die Gelehrsamkeit und Innovation begünstigte. Darüber hinaus spielte die Übersetzungsbewegung eine entscheidende Rolle bei der Übertragung von griechischem, persischem und indischem Wissen ins Arabische, wodurch der intellektuelle Horizont der Gelehrten in der islamischen Welt erweitert wurde.

Das islamische Goldene Zeitalter war geprägt von einem tiefen Respekt vor Wissen und Lernen und brachte bemerkenswerte Errungenschaften in einer Vielzahl von Disziplinen hervor. Mathematiker wie Al-Khwarizmi revolutionierten die Algebra und führten das Dezimalsystem in den Westen ein. Visionäre wie Avicenna brachten die Medizin und die Philosophie mit bahnbrechenden Abhandlungen voran, die das westliche Denken in den folgenden Jahrhunderten tiefgreifend beeinflussen sollten. Gelehrte wie Al-Kindi und Averroes leisteten bedeutende Beiträge zu den Bereichen Philosophie und Logik und hinterließen unauslöschliche Spuren in der intellektuellen Landschaft.

Die Auswirkungen des islamischen Goldenen Zeitalters wirken bis heute nach und manifestieren sich in unserem modernen Verständnis von Mathematik, Wissenschaft, Medizin und Philosophie sowie in vielen anderen Bereichen. Algebra, Algorithmen (ein Begriff, der sich von Al-Khwarizmis Namen ableitet) und die Bewahrung und Übersetzung klassischer Texte ins Arabische sind allesamt bleibende Vermächtnisse dieser glanzvollen Zeit.

Wie bei vielen historischen Epochen war der Niedergang des islamischen Goldenen Zeitalters vielschichtig. Faktoren wie politische Unruhen, Invasionen durch die Mongolen, wirtschaftlicher Niedergang und ein nachlassendes Interesse an intellektuellen Aktivitäten trugen alle zum schließlichen Niedergang dieses goldenen Zeitalters bei. Trotz seines Endes inspirieren und beeinflussen die intellektuellen Errungenschaften des islamischen Goldenen Zeitalters weiterhin Gelehrte und Denker auf der ganzen Welt und unterstreichen das bleibende Vermächtnis dieser bemerkenswerten Periode in der Geschichte der Menschheit.

Wichtige Entwicklungen in Wissenschaft, Philosophie und Kultur während dieser Zeit

Während des islamischen Goldenen Zeitalters war die Übersetzungsbewegung ein zentrales Phänomen, das den Wissensaustausch zwischen den Zivilisationen förderte. Gelehrte in der islamischen Welt übersetzten eifrig Texte aus dem Griechischen, Persischen, Indischen und anderen Kulturen ins Arabische und förderten so die Verbreitung von Ideen, die schließlich die intellektuelle Landschaft der Epoche prägen sollten. Diese gegenseitige Befruchtung von Wissen bewahrte nicht nur die Werke antiker Denker, sondern setzte auch neue Entwicklungen in verschiedenen Bereichen in Gang.

Eines der nachhaltigsten Vermächtnisse dieser Periode war der Aufstieg der islamischen Philosophie, die aus einer Vielzahl von Perspektiven schöpfte, um eine einzigartige philosophische Tradition zu kultivieren, die klassische Weisheit mit islamischem Denken in Einklang brachte. Visionäre wie Avicenna (Ibn Sina) spielten eine bedeutende Rolle bei der Förderung des philosophischen Diskurses, insbesondere in den Bereichen Metaphysik, Ethik und Logik, und hinterließen einen unauslöschlichen Eindruck in der philosophischen Landschaft.

Zugleich waren Avicennas Beiträge zur Medizin bahnbrechend. Sein bahnbrechendes Werk, der Kanon der Medizin, blieb über Jahrhunderte hinweg ein grundlegender Text für die medizinische Ausbildung. Avicenna revolutionierte die medizinische Praxis, indem er die Bedeutung von Beobachtungen, Experimenten und der ganzheitlichen Behandlung von Patienten hervorhob. Seine Fortschritte in Anatomie und Pharmakologie legten den Grundstein für zukünftige Entwicklungen in der medizinischen Wissenschaft.

Auf dem Gebiet der mathematischen Wissenschaften haben Koryphäen wie Al-Khwarizmi tiefgreifende Fortschritte gemacht. Al-Khwarizmis Abhandlungen über Algebra und Algorithmen revolutionierten nicht nur die Mathematik, sondern legten auch den Grundstein für die moderne symbolische Algebra und Berechnungsmethoden. Die Verfeinerung und Erweiterung der mathematischen Konzepte in dieser Zeit schuf die Voraussetzungen für künftige Fortschritte in Bereichen von der Astronomie bis zum Ingenieurwesen.

Wissenschaftliche Instrumente wurden in dieser Epoche erheblich erneuert und verfeinert. Gelehrte und Erfinder entwickelten hochentwickelte Geräte wie das Astrolabium, das die Navigation, Astronomie und Zeitmessung revolutionierte. Die Präzision und Komplexität dieser Instrumente unterstrich den Einfallsreichtum und die technischen Fähigkeiten der muslimischen Wissenschaftler und Ingenieure.

Parallel zu diesen wissenschaftlichen und intellektuellen Errungenschaften erlebte das islamische Goldene Zeitalter eine Blütezeit der Kunst und Architektur. Die komplizierten geometrischen Motive und Arabesken, die Moscheen, Paläste und Manuskripte schmückten, spiegelten eine Synthese aus künstlerischem Ausdruck und mathematischer Präzision wider. Diese Verschmelzung von Ästhetik und Mathematik führte nicht nur zu visuell beeindruckenden Werken, sondern verdeutlichte auch die Verflechtung der Disziplinen in dieser Ära des intellektuellen Aufbruchs.

Das islamische Goldene Zeitalter ist ein Zeugnis für die transformative Kraft des interkulturellen Austauschs und der interdisziplinären Forschung. Die Fortschritte in den Bereichen Übersetzung, Philosophie, Medizin, Mathematik, wissenschaftliche Instrumente sowie Kunst und Architektur während dieser Zeit prägten nicht nur den Lauf der Geschichte, sondern legten auch den Grundstein für die Entwicklung von Wissenschaft, Philosophie und Kunst in den folgenden Jahrhunderten.

Islamische Gelehrte spielten eine zentrale Rolle bei der Bewahrung klassischer Werke, die den Weg für die Blüte des Wissens während des islamischen Goldenen Zeitalters ebneten. Zu diesen Koryphäen gehörte Avicenna, dessen Beiträge sich auf verschiedene Bereiche erstreckten, von der Medizin bis zur Philosophie und Astronomie. Seine Werke, insbesondere der Kanon der Medizin, wurden zu grundlegenden Texten an westlichen Universitäten, was den nachhaltigen Einfluss der islamischen Gelehrsamkeit auf globale Wissenssysteme verdeutlicht.

Avicennas interdisziplinärer Ansatz ist ein Beispiel für die tiefgreifende Integration verschiedener Wissenszweige, ein Markenzeichen der islamischen Gelehrten seiner Zeit. Durch die Kombination von Beobachtungen aus verschiedenen Bereichen entwickelte Avicenna ein ganzheitliches Verständnis des menschlichen Körpers, des Geistes und des Universums, das nachfolgende Generationen von Denkern tiefgreifend beeinflusste.

Das avicennische System, das sich durch seine Betonung der empirischen Beobachtung und des logischen Denkens auszeichnet, prägte nicht nur die medizinische Praxis, sondern legte auch den Grundstein für die wissenschaftliche

Methode in der westlichen Wissenschaft. Avicennas Vermächtnis wirkt über die Grenzen der Disziplinen hinweg weiter, verbindet östliche und westliche philosophische Traditionen und unterstreicht die Bedeutung des interkulturellen Dialogs für die Bereicherung intellektueller Aktivitäten.

Im Wesentlichen unterstreicht das Vermächtnis von Avicenna und seinen Zeitgenossen den zeitlosen Wert intellektueller Neugier, interdisziplinärer Gelehrsamkeit und der Bewahrung klassischer Werke für den Fortschritt des menschlichen Wissens und Verständnisses.

Auswirkungen der Seidenstraße auf den Austausch von Ideen und Innovationen

Die Entstehung der Seidenstraße in der Antike war ein entscheidender Moment in der Geschichte der Menschheit, da sie eine lebendige kulturelle Übertragungsroute schuf, die Ost und West miteinander verband. Dieses ausgedehnte Netz von Handelsrouten erleichterte den Austausch von Waren, Ideen und Technologien zwischen verschiedenen Zivilisationen, einschließlich des Transfers von griechischen und indischen wissenschaftlichen Erkenntnissen. Durch diesen Austausch war Avicenna, auch bekannt als Ibn Sina, in der Lage, aus einem reichhaltigen Geflecht intellektueller Traditionen zu schöpfen, indem er die Weisheit antiker griechischer Gelehrter wie Aristoteles und Galen mit den Erkenntnissen indischer Mathematiker und Astronomen verband.

Eine wichtige Auswirkung der Seidenstraße war die Einführung von Papierherstellungstechniken aus China, die die Art und Weise, wie Informationen aufgezeichnet und verbreitet wurden, revolutionierten. Diese Innovation spielte eine entscheidende Rolle bei der Bewahrung und Verbreitung von Wissen und ermöglichte es Avicenna, sein umfangreiches Werk zu dokumentieren, das sich über Medizin, Philosophie, Astronomie und mehr erstreckte.

Die Seidenstraße erleichterte nicht nur den Transfer von materiellen Gütern wie Seide, Gewürzen und Edelmetallen, sondern diente auch als Kanal für den Austausch von philosophischen Ideen, wissenschaftlichen Theorien und kulturellen Praktiken. Dieser dynamische Wissensaustausch hatte einen tiefgreifenden Einfluss auf Avicennas Arbeit, prägte seine intellektuelle Reise und erweiterte sein Weltbild. Die vielfältigen Interaktionen entlang der Seidenstraße verschafften Avicenna eine einzigartige Perspektive, die es ihm ermöglichte, sich mit einer Vielzahl von Perspektiven und Disziplinen auseinanderzusetzen, was letztlich seine innovativen Beiträge zu verschiedenen Bereichen bereicherte und sein Vermächtnis als Universalgelehrter des islamischen Goldenen Zeitalters festigte.

In dem Wandteppich der frühen Jahre Avicennas entwirren sich die Fäden seiner intellektuellen Reise vor dem Hintergrund des Goldenen Zeitalters des Islam. Avicenna wurde 980 in Afshana, einem Dorf in der Nähe von Buchara im heutigen Usbekistan, geboren und erbte eine Welt, die von intellektuellem Aufschwung geprägt war. Diese Zeit, die durch eine Mischung aus persischem, arabischem und griechischem Denken gekennzeichnet war, bot eine reiche Grundlage für seine Ausbildung.

Avicennas Einführung in die Welt des Wissens begann bereits im zarten Alter unter der Obhut seines Vaters und lokaler Gelehrter. Begabt mit einem scharfen Intellekt und einem unstillbaren Durst nach Verständnis, verschlang er die Werke von Aristoteles und Platon und legte damit den Grundstein für seine späteren philosophischen Erkundungen.

Der Selbstbildungsprozess von Avicenna war ein Zeugnis seiner intellektuellen Fähigkeiten. Er vertiefte sich in das Studium der Logik, Mathematik und Metaphysik und überschritt die Grenzen des konventionellen Lernens, indem er sich in Disziplinen vertiefte, die später sein Vermächtnis definieren sollten.

Das politische und soziale Klima der damaligen Zeit, das durch die Stabilität der Samaniden-Dynastie gekennzeichnet war, bot ein günstiges Umfeld für wissenschaftliche

Aktivitäten. Avicennas Streben nach Wissen entfaltete sich vor dem Hintergrund eines relativen Friedens, der es ihm ermöglichte, sich mit Eifer in die Tiefen der intellektuellen Forschung zu vertiefen.

Beeinflusst von den vorherrschenden intellektuellen und philosophischen Strömungen seiner Zeit, darunter die Werke von Aristoteles, Plotin und Al-Farabi, nahm Avicenna diese verschiedenen Stränge auf und fügte sie zu einem kohärenten philosophischen Rahmen zusammen. Diese Verschmelzung östlichen und westlichen Denkens sollte als Eckpfeiler für seine späteren bahnbrechenden Beiträge zur Medizin, Philosophie und darüber hinaus dienen.

Avicennas Geburtsort und frühe Jahre

Wir begeben uns auf eine Reise durch die pulsierende Landschaft von Buchara im 10. Jahrhundert und tauchen ein in die prägenden Jahre des jungen Wunderkinds Avicenna. Wir verfolgen seine bescheidenen Anfänge in einem reichen Geflecht aus familiären Bindungen und kulturellen Nuancen und entdecken die ersten Funken des Genies, die seinen Weg zu intellektueller Größe erhellen sollten. Begleiten Sie uns, wenn wir die Fäden von Avicennas früher Ausbildung, seinem unstillbaren Wissensdurst und den tiefgreifenden Einflüssen, die seine bemerkenswerte Reise der Selbstentdeckung prägten, entwirren. Erleben Sie das Aufblühen eines jungen Geistes, der dazu bestimmt war, Grenzen zu überschreiten und die Bereiche der Medizin, der Philosophie und darüber hinaus zu revolutionieren.

Beschreibung von Avicennas Heimatstadt und Erziehung

Im 10. Jahrhundert war Buchara ein Kronjuwel des Goldenen Zeitalters des Islams, ein pulsierendes Zentrum des Wissens und der Kultur, das an der alten Seidenstraße lag. Avicenna, der in dieser pulsierenden Stadt geboren wurde, war von einer Vielzahl intellektueller und wissenschaftlicher Aktivitäten umgeben, die die belebten Straßen der Stadt durchzogen. Die Kulturlandschaft Bucharas war zu jener Zeit ein Mosaik aus Einflüssen, in dem sich persische, arabische, indische und zentralasiatische Traditionen vermischten und einen fruchtbaren Boden für den Austausch von Ideen schufen.

Avicennas Erziehung wurde durch die Verbindungen seiner Familie zur gelehrten Elite von Buchara geprägt; sein Vater, ein Gouverneur und Gelehrter, sorgte dafür, dass Avicenna Zugang zur besten verfügbaren Bildung hatte. Von klein auf von Manuskripten und gelehrten Menschen umgeben, vertiefte sich Avicenna in verschiedene Disziplinen, von der Poesie bis zur Mathematik, und legte damit den Grundstein für seine späteren polymathischen Leistungen.

Von seiner Familie und seinen Mentoren ermutigt, führte Avicennas Streben nach Wissen dazu, dass er sich in die umfangreichen Bibliotheken von Buchara vertiefte, wo er die Lehren antiker griechischer, persischer und indischer Gelehrter aufnahm. In diesem intellektuellen Milieu entwickelte sich Avicennas Faszination für die Medizin, denn er studierte eifrig die Werke von Hippokrates und Galen und entwickelte trotz seines jungen Alters ein tiefes Verständnis für den menschlichen Körper und seine Krankheiten.

Avicennas frühe Begegnung mit dem umfangreichen medizinischen Wissen, das in Buchara zur Verfügung stand, weckte nicht nur sein Interesse am Heilen, sondern brachte ihn auch auf den Weg, einer der bedeutendsten Ärzte seiner Zeit zu werden. Durch das nährende Umfeld der gelehrten

Kreise Bucharas und die Fülle an Ressourcen, die ihm zur Verfügung standen, begann Avicennas intellektuelle Reise, die den Grundstein für die bahnbrechenden Beiträge legte, die er später auf den Gebieten der Medizin, Philosophie und Wissenschaft leisten sollte.

Einführung in den familiären Hintergrund und die Ausbildung von Avicenna

Avicennas familiäre Abstammung lässt sich bis zu einer langen Reihe von Gelehrten und Verwaltern zurückverfolgen und prägte seinen frühen Umgang mit Wissen in einem sozio-politischen Umfeld, das reich an intellektuellen Diskursen war. Avicenna wurde 980 n. Chr. in der Stadt Afshana im heutigen Usbekistan geboren. Sein familiärer Hintergrund ermöglichte ihm den Zugang zu einem Netzwerk von Gelehrten und Ressourcen, die seinen Wissensdurst förderten. Sein Vater, Abdullah, ein angesehener Gouverneur im Samanidenreich, spielte eine entscheidende Rolle bei der Förderung von Avicennas frühem Interesse an Medizin und Philosophie.

Avicennas prägende Bildungserfahrungen waren stark von der Bibliothek seiner Familie beeinflusst, die eine umfangreiche Sammlung von Texten prominenter griechischer, persischer und indischer Gelehrter beherbergte. Inmitten dieser literarischen Umgebung verschlang der junge Avicenna unersättlich Wissen aus den verschiedensten Bereichen, von der Mathematik bis zur Poesie. Diese frühen

Einflüsse weckten seine Neugier und brachten ihn auf den Weg der Selbsterziehung, wo sein unstillbarer Wissensdurst ihn dazu brachte, mehrere Disziplinen zu beherrschen.

Durch diese Kombination aus familiärer Unterstützung, Zugang zu einer Fülle wissenschaftlicher Ressourcen und seiner eigenen eifrigen Hingabe legte Avicenna den Grundstein für seine zukünftigen intellektuellen Aktivitäten. Seine Erziehung in dieser intellektuell anregenden Umgebung trug entscheidend dazu bei, ihn zu dem berühmten Universalgelehrten und visionären Denker zu formen, der sowohl in der islamischen als auch in der westlichen Welt verehrt wird.

Frühe Anzeichen für Avicennas außergewöhnlichen Intellekt und seine Neugierde

Avicennas selbstgesteuerter Ansatz des Lernens beleuchtet die Brillanz, die seinen intellektuellen Weg bestimmte. Schon in jungen Jahren verblüffte Avicenna die Menschen in seiner Umgebung mit seinem unstillbaren Wissensdurst und einem erstaunlichen Intellekt, der ihn auszeichnete. Seine Neugierde kannte keine Grenzen und trieb ihn dazu an, Bereiche zu erforschen, die andere für zu alt hielten.

Schon in seinen jungen Jahren zeigte Avicenna eine außergewöhnliche Begabung für das Erfassen komplexer Ideen und das Eintauchen in die Tiefen verschiedener Disziplinen. Zu seinen frühen intellektuellen Errungenschaften gehörte die Beherrschung der Werke prominenter Gelehrter seiner Zeit - eine Leistung, die seine Jugend verleugnete. Sein Durst nach Verständnis ging über die bloße Aneignung von Fakten hinaus; er versuchte, die zugrunde liegenden Prinzipien zu entschlüsseln, die die Welt um ihn herum bestimmten.

Angetrieben von seinem unermüdlichen Streben nach Erleuchtung begann Avicenna seine philosophischen Forschungen bereits in seiner Jugend und beschäftigte sich mit tiefgreifenden Fragen zur Existenz und zur Natur der Realität. Genährt durch seine unkonventionelle Methode des Wissenserwerbs, die unabhängiges Studium und kritisches Denken über formale Bildung stellte, schlug Avicenna einen Weg ein, der die Erwartungen übertraf und die Grenzen der Wissenschaft neu definierte.

Durch unersättliche Lektüre, tiefe Kontemplation und praktische Experimente erwarb Avicenna ein multidisziplinäres Fachwissen, das später die Grundlage für seine revolutionären Beiträge zur Medizin, Philosophie und zahlreichen anderen Bereichen bilden sollte. Seine frühe Unabhängigkeit bei der Suche nach Informationen und seine Bereitschaft, etablierte Überzeugungen in Frage zu stellen, legten den Grundstein für ein Leben, das der Erweiterung der Horizonte des menschlichen Verständnisses gewidmet war.

Avicennas prägende Jahre waren durch eine Vielzahl intellektueller Einflüsse gekennzeichnet, die seinen multidisziplinären Ansatz prägten. Avicenna wuchs in einem Umfeld auf, das von der Lebendigkeit verschiedener intellektueller Traditionen geprägt war, und wurde mit einem Mosaik von Ideen konfrontiert, die schließlich in seinem Werk zusammenfließen sollten. Sein frühes akademisches Leben wurde von wichtigen Erziehern gefördert, darunter sein Vater, der seinen außergewöhnlichen Intellekt erkannte und kultivierte, und lokale Gelehrte, die ihm Zugang zu einer breiten Palette von Wissen verschafften.

Avicenna wurde schon in jungen Jahren in die Welt der Medizin und der Philosophie eingeführt. Er vertiefte sich in die Werke berühmter Denker wie Aristoteles und Galen und legte damit den Grundstein für seine revolutionären Beiträge zu diesen Bereichen. Seine unabhängige wissenschaftliche Praxis, die von einem unermüdlichen Streben nach Verständnis und Entdeckung geprägt war, ermöglichte es ihm, vorhandenes Wissen aus verschiedenen Disziplinen zu synthetisieren und zu erweitern und so seine einzigartige intellektuelle Identität zu formen.

Auch das sozio-politische Umfeld seiner Zeit spielte eine wichtige Rolle bei der Ausformung von Avicennas Ideen. Er lebte vor dem Hintergrund einer sich wandelnden und turbulenten Welt und navigierte durch politische Umwälzungen und kulturelle Veränderungen, die sein Denken sowohl herausforderten als auch bereicherten. Diese Einflüsse trieben nicht nur Avicennas intellektuelles Wachstum voran, sondern verliehen seinem Werk auch ein differenziertes Verständnis für die Verflechtung von Wissen, Gesellschaft und Macht.

Avicennas frühe Beiträge zu verschiedenen Wissensgebieten

Avicennas angeborene Neugier und sein Intellekt waren die treibenden Kräfte hinter seiner bemerkenswerten Reise als Universalgelehrter des Goldenen Zeitalters des Islam. Schon in seinen frühen Jahren zeigte Avicenna einen Wissensdurst, der über die traditionellen Grenzen hinausging. Es war diese unstillbare Neugier, die ihn dazu veranlasste, einen Weg der Selbstbildung einzuschlagen, auf dem er sich in eine Vielzahl von Themen von der Mathematik bis zur Metaphysik vertiefte.

Seine ersten Ausflüge in die Philosophie und in metaphysische Studien bildeten die Grundlage für eine lebenslange intellektuelle Erforschung. Avicennas frühe Überlegungen über die Natur der Existenz und die Grenzen des menschlichen Verstehens bildeten eine solide Grundlage für seine späteren philosophischen Abhandlungen, die einen tiefgreifenden Einfluss auf die westliche philosophische Tradition haben sollten.

Auf dem Gebiet der Medizin wurde Avicennas frühreifes Talent schnell deutlich, als er bedeutende Entdeckungen machte und innovative Techniken entwickelte, die die medizinische Praxis revolutionieren sollten. Seine frühen Werke in der Medizin zeigten nicht nur seine Begabung für wissenschaftliche Untersuchungen, sondern spiegelten auch sein tiefes Mitgefühl für das Leiden anderer wider.

Darüber hinaus deutete Avicennas aufkeimendes Interesse an Astronomie und Alchemie auf die Breite seines intellektuellen Schaffens hin. Schon in seinen prägenden Jahren bewies er eine bemerkenswerte Fähigkeit, Wissen über Disziplinen hinweg zu synkretisieren, Verbindungen zwischen scheinbar disparaten Bereichen zu erkennen und Erkenntnisse zu gewinnen, die seine zukünftigen Beiträge zur Wissenschaft prägen sollten. Diese Neigung zu interdisziplinärem Denken sollte sich als ein entscheidendes Merkmal von Avicennas intellektuellem Vermächtnis erweisen und ihn als Universalgelehrten auszeichnen, dessen Einfluss weit über seine Zeit hinausreichte.

II. Ein Geist erwacht

Suche nach Wissen

Begeben Sie sich auf eine Reise durch die frühe Bildungslandschaft, die Avicennas unstillbaren Durst nach Wissen geprägt hat. Erfahren Sie mehr über seinen selbstgesteuerten Lernansatz und die entscheidenden Erfahrungen, die sein intellektuelles Streben prägten. Erforschen Sie die vielfältigen Einflüsse, die in Avicennas Denken konvergierten, von der griechischen Philosophie über die persische Literaturtradition bis hin zur islamischen Theologie. Werden Sie Zeuge der Entstehung von Avicennas Synthesemethode, die auf Rationalität, interdisziplinärer Erforschung und interkulturellem Austausch beruht. Entdecken Sie das bleibende Vermächtnis seines integrierten Ansatzes auf Gebieten von der Philosophie bis zur Medizin und betrachten Sie seine Bedeutung für die moderne Forschungspraxis. Lassen Sie sich von der unvergleichlichen Mischung von Disziplinen faszinieren, die Avicennas einzigartiges intellektuelles Erbe ausmachte.

Avicennas Durst nach Lernen und Erforschen

Avicenna wuchs in einem Bildungsumfeld auf, das sein intellektuelles Streben entscheidend prägte. Avicenna wurde in der pulsierenden Stadt Buchara geboren, die an der Kreuzung der Seidenstraße lag, und kam so in Kontakt mit einer reichen Vielfalt an Kulturen und Wissen. Das Goldene Zeitalter des Islams mit seiner blühenden Gelehrsamkeit und Übersetzungsbewegung bot einen fruchtbaren Boden für die Entfaltung junger Geister wie Avicenna.

Schon in jungen Jahren zeigte Avicenna eine bemerkenswerte Faszination für Wissen, die ihn von seinen Altersgenossen unterschied. Seine unstillbare Neugier trieb ihn dazu, verschiedene Themen zu erforschen, die von Mathematik und Physik bis hin zu Philosophie und Literatur reichten. Anstatt sich ausschließlich auf formale Bildung zu verlassen, begab sich Avicenna auf eine Reise des selbstgesteuerten Lernens, indem er Manuskripte verschlang und sich an Diskussionen mit Gelehrten aus verschiedenen Disziplinen beteiligte.

Durch seine unersättliche Lektüre und Interaktion entwickelte Avicenna ein tiefes Verständnis für die Werke von Aristoteles, Galen und anderen antiken Gelehrten und ebnete damit den Weg für seine revolutionären Beiträge zur Medizin und Philosophie. In diesen frühen Jahren wurden Avicennas scharfer Intellekt und sein unabhängiger Geist gefördert und legten den Grundstein für seine Zukunft als Universalgelehrter und bahnbrechender Denker. Die entscheidenden Lernerfahrungen, die er in dieser prägenden Zeit machte, spielten eine entscheidende Rolle bei der

Gestaltung seiner Weltanschauung und seines Ansatzes zum Wissenserwerb.

Avicennas Reise in das Reich des Wissens begann als fleißiges Streben, geprägt von seiner unstillbaren intellektuellen Neugier und einem angeborenen Drang zum Lernen. Zielstrebig und ausdauernd verschlang er antike Werke aus allen Disziplinen und sammelte so ein breites Spektrum an Wissen, das seine späteren wissenschaftlichen Bemühungen beflügeln sollte.

Seine Studienmethoden waren ebenso einzigartig wie effektiv und zeichneten sich durch einen akribischen Ansatz zur Extraktion, Synthese und Erweiterung grundlegender Prinzipien aus. Die Metaphysik mit ihrem Schwerpunkt auf der Natur der Existenz und der Realität faszinierte Avicenna besonders und veranlasste ihn, sich tief in die Werke berühmter Gelehrter wie Aristoteles und al-Kindi zu vertiefen.

Avicennas gelehrte Reise war nicht einsam, sondern wurde durch den Kontakt mit einer Vielzahl von Gelehrten und Philosophen bereichert. Er ließ sich von Gelehrten wie Platon und Aristoteles inspirieren und verschmolz ihre Lehren mit seinen eigenen Erkenntnissen, wodurch ein reichhaltiges intellektuelles Geflecht entstand, das konventionelle Grenzen überschritt.

Zusammenarbeit, Diskussion und intellektueller Austausch waren für Avicennas Prozess von grundlegender Bedeutung. Der Austausch mit Gleichgesinnten und Mentoren verfeinerte nicht nur seine Argumente und erweiterte seine Perspektiven, sondern legte auch den Grundstein für seine transformativen Beiträge zur Philosophie und Wissenschaft. Indem er herausforderte und herausgefordert wurde, förderte Avicenna eine Kultur des kritischen Forschens, die sein Denken zu neuen Höhen trieb und den Weg für ein dauerhaftes intellektuelles Vermächtnis ebnete.

Begegnungen mit verschiedenen Denkschulen und intellektuellen Traditionen

Avicennas intellektuelles Umfeld war ein Teppich aus verschiedenen Denkschulen, denen er im Laufe seines Lebens begegnete. Der Einfluss der griechischen Philosophie, insbesondere der Werke von Aristoteles und den Neuplatonikern, spielte eine grundlegende Rolle bei der Gestaltung von Avicennas Weltbild. Er nahm diese philosophischen Traditionen auf, setzte sich mit ihnen auseinander und passte sie an seine eigenen Untersuchungen zu Metaphysik, Ethik und Logik an.

Neben der griechischen Philosophie war Avicenna auch stark von der persischen Literaturtradition beeinflusst, die seinem Werk eine einzigartige Note verlieh. Avicenna schöpfte aus dem reichen poetischen und philosophischen Erbe Persiens und ließ Elemente des persischen Denkens in seine Schriften einfließen, wodurch er in seiner philosophischen Sichtweise eine Synthese aus Ost und West schuf.

Darüber hinaus war Avicennas Auseinandersetzung mit der islamischen Theologie für seine intellektuelle Entwicklung von entscheidender Bedeutung. Er setzte sich mit theologischen Fragen auseinander und versuchte, religiöse Überzeugungen mit rationaler Forschung in Einklang zu bringen. Diese Auseinandersetzung führte zu einer tief greifenden Integration der islamischen Theologie in seine philosophischen und wissenschaftlichen Werke, in denen sich Glaube und Vernunft auf harmonische Weise vermischten.

Im Wesentlichen spiegelt Avicennas Denken eine harmonische Synthese verschiedener Einflüsse wider - griechische Philosophie, persische Literaturtraditionen und islamische Theologie. Seine Fähigkeit, diese verschiedenen Stränge miteinander zu verweben, spricht für die Tiefe und Komplexität seines intellektuellen Vermächtnisses und zeigt einen Geist, der Grenzen überschreitet und disparate intellektuelle Traditionen überbrückt.

Avicennas Methode der Synthese verschiedener Wissensquellen

Avicennas Ansatz zur Wissenssynthese war ein bemerkenswertes Zeugnis seines intellektuellen Könnens und zeichnete sich durch eine tief verwurzelte Verpflichtung zu Rationalität und kritischem Denken aus. Avicennas Methode, die auf der Überzeugung beruhte, dass die Wahrheit durch vernunftgeleitetes Forschen aufgedeckt werden kann, war für seine Zeit innovativ und ist bis heute einflussreich.

Von zentraler Bedeutung für Avicennas Methodik war sein interdisziplinärer Ansatz, der die Integration von Erkenntnissen aus verschiedenen Bereichen wie Medizin, Philosophie und Astronomie beinhaltete. Indem er Verbindungen zwischen scheinbar disparaten Disziplinen herstellte, war er in der Lage, neue Perspektiven zu eröffnen und bahnbrechende Ideen zu entwickeln, die über die traditionellen Grenzen des Wissens hinausgingen.

Die Synthese in Avicennas Werk war nicht auf einen einzigen kulturellen Rahmen beschränkt, sondern wurde durch die wechselseitige Befruchtung von Ideen aus verschiedenen Kulturen, vor allem aus der griechischen und persischen, bereichert. Indem er die Weisheit verschiedener Zivilisationen assimilierte und darauf aufbaute, schuf Avicenna einen umfassenden intellektuellen Wandteppich, der den Reichtum und die Komplexität des islamischen Goldenen Zeitalters widerspiegelte.

Mit dem Fortschreiten von Avicennas Karriere entwickelte und verfeinerte sich seine Methodik weiter, indem er sie an neue Herausforderungen anpasste und neue Erkenntnisse einfließen ließ. Dieser iterative Prozess der Anpassung und Verfeinerung stellte sicher, dass sein Werk dynamisch blieb und auf die sich verändernde intellektuelle Landschaft seiner Zeit reagierte.

Die Wirkung von Avicennas synthetisierender Methode reichte weit über seine Lebenszeit hinaus und hinterließ ein bleibendes Vermächtnis sowohl für die islamische als auch für die westliche Gelehrsamkeit. Seine Betonung der Rationalität, der interdisziplinären Forschung und des kulturübergreifenden Dialogs ebnete den Weg für künftige Generationen von Gelehrten, die neue Horizonte des Wissens erkunden und die Grenzen des menschlichen Verständnisses erweitern wollten. Durch seinen bahnbrechenden Ansatz der Synthese prägte Avicenna nicht nur die intellektuellen Strömungen seiner Zeit, sondern legte auch den Grundstein für das Aufblühen der wissenschaftlichen Forschung und der philosophischen Erkundung in den folgenden Jahrhunderten.

Avicennas Zugang zum Wissen war aufgrund seiner Interdisziplinarität wirklich bemerkenswert. Indem er verschiedene Bereiche wie Medizin, Philosophie, Astronomie und

Alchemie miteinander verband, schuf er eine ganzheitliche Sicht der Welt und der menschlichen Existenz. Diese interdisziplinäre Perspektive beeinflusste seine philosophische Sichtweise zutiefst und betonte die Verflechtung der verschiedenen Wissenszweige und die Einheit des Universums.

In der Medizin revolutionierte Avicennas integrierter Ansatz das Fachgebiet, indem er neue Methoden einführte, die nicht nur die physischen Symptome einer Krankheit, sondern auch die psychologischen und spirituellen Aspekte eines Patienten berücksichtigten. Seine medizinische Enzyklopädie, "Der Kanon der Medizin", fasste nicht nur die Werke der antiken griechischen, römischen und persischen Ärzte zusammen, sondern enthielt auch seine eigenen Erkenntnisse und setzte damit einen Standard für die medizinische Praxis für die kommenden Jahrhunderte.

Die Wirkung von Avicennas integriertem Ansatz hallte über die Jahrhunderte hinweg nach und inspirierte Generationen von Gelehrten dazu, Verbindungen zwischen scheinbar disparaten Fachgebieten zu erforschen. Seine Betonung der interdisziplinären Zusammenarbeit und der Einheit des Wissens legte den Grundstein für die Renaissance und die wissenschaftliche Revolution in Europa. Auch heute noch ist Avicennas interdisziplinäre Praxis für die Forschungsmethoden von Bedeutung, da zeitgenössische

Wissenschaftler zunehmend Wert auf die Synthese verschiedener Perspektiven und Studienbereiche legen, um Innovationen zu fördern und das Verständnis zu vertiefen. Indem sie sich Avicennas ganzheitlichen Ansatz zu eigen machen, erweitern die Forscher weiterhin die Grenzen des Wissens, indem sie die traditionellen disziplinären Grenzen überschreiten und eine umfassende Sicht auf komplexe Phänomene suchen.

Charakter und Werte

Eine Reise in das intellektuelle Universum von Avicenna

Tauchen Sie ein in die Welt von Avicenna, einem Gelehrten, dessen unstillbare Neugier und unnachgiebige Hingabe an das Lernen sein außergewöhnliches Leben prägten. In diesem Abschnitt werden wir tief in die Struktur von Avicennas Charakter eindringen und seine Widerstandsfähigkeit angesichts von Widrigkeiten und den tiefgreifenden Einfluss seines medizinischen Berufs auf seine ethischen Werte erforschen. Von seinen angeborenen Führungsqualitäten bis hin zu seinem unerschütterlichen Engagement für die Selbsterziehung werden wir die Komplexität von Avicennas Ethos und den Einfluss seiner Überzeugungen auf die Welt um ihn herum entschlüsseln.

Begleiten Sie uns, wenn wir das komplizierte Geflecht von Avicennas Disziplin, seinem unerschütterlichen Streben nach Wissen und der tiefgreifenden Rolle, die die Religion bei der Gestaltung seines moralischen Kompasses spielte, enträtseln. Durch die Erforschung seines Wohlwollens, seines Einfühlungsvermögens und seines unerschütterlichen Glaubens an die universelle Wahrheit werden wir die Tiefen von Avicennas intellektuellen und spirituellen Überzeugungen verstehen lernen.

Erleben Sie die überragende Präsenz Avicennas in intellektuellen Kreisen, seinen tiefgreifenden Einfluss auf Gleichaltrige und jüngere Gelehrte und die fesselnden Debatten, die er mit anderen Denkern seiner Zeit führte. Durch die Untersuchung der Beziehungen, die er innerhalb seiner Gelehrtengemeinschaft knüpfte, werden wir die Herausforderungen und Konflikte aufdecken, die seinen akademischen Weg prägten.

Tauchen Sie schließlich in die philosophische Welt von Avicenna ein, in der Wissen nicht nur ein Streben, sondern ein Lebensziel ist. Entdecken Sie, wie seine ganzheitliche Herangehensweise an das Lernen, seine interdisziplinären Interessen und seine Betonung der Selbstbildung den Weg für bahnbrechende Innovationen in verschiedenen Bereichen ebneten. Begleiten Sie Avicenna auf seinem Weg zu den komplizierten Überschneidungen von Philosophie,

Gesundheitswesen und Empathie, die ein bleibendes Vermächtnis hinterlassen haben, das bis heute Gelehrte und Denker inspiriert.

Persönlichkeitsmerkmale und Charaktereinsichten von Avicenna

Avicennas intellektuelle Wissbegierde war zeitlebens ungebrochen und trieb ihn dazu an, sich mit einem unermüdlichen Wissensdurst in eine Vielzahl von Themen zu vertiefen. Schon in jungen Jahren zeigte er eine bemerkenswerte Hingabe zum Lernen, saugte Informationen wie ein Schwamm auf und suchte sich Mentoren, um sein Verständnis der Welt zu erweitern.

Angesichts erheblicher Widrigkeiten, einschließlich politischer Unruhen und persönlicher Herausforderungen, bewies Avicenna immense Widerstandsfähigkeit. Er überstand Stürme mit stoischer Entschlossenheit und ließ sich durch Rückschläge nie von seinem Streben nach intellektueller Höchstleistung abbringen.

Ein wesentlicher Bestandteil von Avicennas Charakter war sein unerschütterliches Engagement für die Ethik. Sein moralischer Kompass leitete ihn in allen Aspekten des Lebens, prägte seine Interaktionen mit anderen und beeinflusste seine Entscheidungen. Dieses starke ethische Fundament beeinflusste nicht nur sein persönliches Verhalten, sondern durchdrang auch seine berufliche Arbeit, insbesondere auf dem Gebiet der Medizin.

Avicennas Einfluss auf die Ärzteschaft war bahnbrechend, da er nicht nur das medizinische Wissen weiterentwickelte, sondern auch die Tugenden des Mitgefühls und der Empathie verkörperte. Sein tiefes Verständnis für den Zustand des Menschen, gepaart mit seinem Engagement für die Heilung, spricht für die inhärente Verbindung zwischen seiner medizinischen Praxis und seinem Charakter.

Darüber hinaus zeichneten Avicennas angeborene Führungsqualitäten ihn als Leitfigur in seiner Gemeinschaft aus. Seine Fähigkeit, andere zu inspirieren, gepaart mit seinem intellektuellen Scharfsinn und seiner moralischen Integrität, machten ihn zu einer geachteten Autorität, deren Einfluss weit über die akademischen Bereiche hinausging.

Ethische Grundsätze und moralischer Kompass für Avicennas Leben

Avicennas Hingabe an Disziplin und Selbsterziehung verkörpert die Essenz seines intellektuellen Ethos. Schon in jungen Jahren zeigte er eine unstillbare Neugier und ein unnachgiebiges Engagement, sein Wissen in einer Vielzahl von Disziplinen zu erweitern. Sein unersättlicher Appetit auf Lernen führte dazu, dass er die Texte der antiken griechischen Philosophen, die Werke arabischer Gelehrter und die Lehren islamischer Theologen unersättlich verschlang. Diese gegenseitige Befruchtung von Ideen und Methoden ließ in Avicennas Geist eine einzigartige intellektuelle Landschaft entstehen, die ihn zu bahnbrechenden Entdeckungen und Erkenntnissen führte.

Die Religion diente Avicenna als eine leitende Kraft in seinem Leben, die nicht nur seinen ethischen Rahmen, sondern auch seinen Ansatz in der Wissenschaft prägte. In der islamischen Tradition fand er einen moralischen Kompass, der ihn zu einem Leben in Wohlwollen, Mitgefühl und Integrität anleitete. Avicennas ethische Überzeugungen waren keine abstrakten Prinzipien, sondern gelebte Realität, die seine Interaktionen mit anderen beeinflusste und seine Entscheidungen leitete.

Sein Wohlwollen und seine Empathie waren keine bloßen Plattitüden, sondern manifestierten sich in konkreten Handlungen, sei es durch seine bahnbrechenden medizinischen Behandlungen, die das Leiden seiner Patienten zu lindern suchten, oder durch seine philosophischen Untersuchungen, die darauf abzielten, die menschliche Existenz zu erhellen. Avicennas Glaube an eine universelle Wahrheit ging über kulturelle oder religiöse Grenzen hinaus und unterstrich seine Überzeugung, dass Wissen ein Weg zum Verständnis der grundlegenden Wahrheiten der Existenz ist. Dieses unerschütterliche Engagement für die Suche nach der Wahrheit und die Verkörperung von Mitgefühl machten Avicenna nicht nur zu einem Gelehrten, sondern zu einem Leuchtturm der Weisheit und Menschlichkeit in seiner Zeit und darüber hinaus.

Avicennas Umgang mit anderen Gelehrten war von einer seltenen Mischung aus intellektuellem Können und Bescheidenheit geprägt, die ihn in der pulsierenden akademischen Landschaft des islamischen Goldenen Zeitalters auszeichnete. Seine vielfältigen Auseinandersetzungen mit Kollegen, sowohl innerhalb als auch außerhalb seines Fachgebiets, zeugten von einem tiefen Respekt für unterschiedliche Standpunkte und einem unermüdlichen Engagement für die Suche nach der Wahrheit. Trotz seines überragenden Rufs als Universalgelehrter war Avicenna für seine Bereitschaft bekannt, von seinen Mitmenschen zu lernen, und schätzte den Austausch von Ideen als Eckpfeiler des geistigen Fortschritts.

Gleiche Kollegen und Nachwuchswissenschaftler fühlten sich von Avicenna nicht nur wegen seines enzyklopädischen Wissens angezogen, sondern auch wegen seines zugänglichen Auftretens und seines aufrichtigen Interesses, die nächste Generation von Denkern zu fördern. Sein Einfluss auf die angehenden Gelehrten ging über seinen unmittelbaren Umkreis hinaus und inspirierte eine Kultur der

Gelehrsamkeit, die in allen Disziplinen nachhallte. Der Respekt, den er in intellektuellen Kreisen genoss, resultierte nicht nur aus seiner Gelehrsamkeit, sondern auch aus seiner Fähigkeit, sich mit Anmut und Bescheidenheit auf lebhafte akademische Debatten einzulassen.

Auch wenn es im wissenschaftlichen Diskurs gelegentlich zu Konflikten kam, halfen Avicennas diplomatisches Geschick und seine Verpflichtung zu wissenschaftlicher Integrität, diese Herausforderungen mit Takt und Weisheit zu meistern. Sein Geist der Zusammenarbeit und sein Engagement für eine Vielzahl von Gelehrten bereicherten nicht nur seine eigene Arbeit, sondern legten auch den Grundstein für eine lebendige intellektuelle Tradition, die noch lange nach seiner Zeit Bestand hatte. Durch seine Interaktionen mit anderen Gelehrten hinterließ Avicenna nicht nur einen unauslöschlichen Eindruck in der intellektuellen Landschaft seiner Zeit, sondern gab auch ein zeitloses Beispiel dafür, wie das Streben nach Wissen in einer Gemeinschaft des gegenseitigen Respekts und der gemeinsamen Forschung gedeiht.

Avicennas Ansichten über den Zweck von Wissen und Bildung

Avicennas Philosophie war von der Überzeugung geprägt, dass Wissen nicht nur ein Mittel zur Aneignung von Fakten ist, sondern ein tiefes Ziel im Leben, ein Tor zum Verständnis des Universums und des eigenen Selbst. Für Avicenna umfasste Bildung nicht nur formale Unterweisung, sondern einen lebenslangen Prozess der Erforschung, Reflexion und Erleuchtung. Diese komplexe Sichtweise betonte die Verflechtung allen Wissens und drängte den Einzelnen dazu, ein umfassendes Verständnis anzustreben, das über die Grenzen der Disziplinen hinausgeht.

In seinem ganzheitlichen Lernansatz setzte sich Avicenna für die Integration verschiedener Studienbereiche ein und erkannte die inhärente Einheit des menschlichen Wissens an. Indem er eine mehrdimensionale Perspektive einnahm, ermutigte er die Gelehrten, sich mit verschiedenen Disziplinen auseinanderzusetzen und so ein reicheres und differenzierteres Verständnis der Welt zu entwickeln. Avicennas Beiträge zur Bildungsmethodik waren bahnbrechend und veränderten die traditionellen Lehrmethoden, indem sie die Vernetzung des Wissens betonten. Mit seinen Werken legte er den Grundstein für einen stärker integrierten und kollaborativen Ansatz in der Bildung.

Im Mittelpunkt von Avicennas Bildungsphilosophie stand das Prinzip der Selbsterziehung, d. h. die Überzeugung, dass der Einzelne eine aktive Rolle bei seiner eigenen intellektuellen Entwicklung übernehmen muss. Indem Avicenna den Einzelnen befähigte, sein Lernen selbst in die Hand zu nehmen, vermittelte er ihm ein Gefühl von Handlungsfähigkeit und Verantwortung beim Streben nach Wissen. Seine Betonung der Selbsterziehung unterstrich die transformative Kraft der individuellen Initiative auf der Suche nach Weisheit und Erleuchtung. Durch seine Lehren inspirierte Avicenna Generationen, sich auf eine lebenslange Entdeckungsreise zu begeben, und ermutigte sie zu einem tiefen und dauerhaften Engagement für das Streben nach Wissen.

Avicennas Streben nach Wissen war grenzenlos und spiegelt seinen tief verwurzelten Glauben an den Wert des lebenslangen Lernens wider. Seine intellektuelle Neugierde erstreckte sich auf verschiedene Disziplinen, von der Medizin über die Philosophie, Mathematik und Astronomie bis hin zu anderen Bereichen, was seinen multidimensionalen Ansatz in der Wissenschaft verdeutlicht. Dieses interdisziplinäre Engagement war nicht nur ein Streben nach unterschiedlichen Interessen, sondern eine bewusste Strategie, die seine Erkenntnisse bereicherte und seine innovativen Beiträge förderte.

Avicennas außergewöhnliche Fähigkeit, scheinbar disparate Bereiche miteinander zu verbinden, hatte einen tiefgreifenden Einfluss auf seine Innovationen. Indem er Parallelen zwischen verschiedenen Studienbereichen zog, führte er neue Konzepte und Methoden ein, die die traditionellen Praktiken revolutionierten. Dieser ganzheitliche Ansatz erweiterte nicht nur den Umfang seiner Arbeit, sondern veranschaulichte auch die Verflechtung des Wissens.

Die philosophischen Grundsätze, die Avicennas Weltanschauung zugrunde lagen, haben seine Theorien zur Gesundheitsfürsorge nachhaltig beeinflusst. Seine Auseinandersetzung mit Metaphysik und Ethik prägte sein Verständnis des menschlichen Körpers und der Natur von Krankheiten und führte zu einem umfassenderen und mitfühlenderen Ansatz in der Medizin. Für Avicenna war Einfühlungsvermögen nicht nur eine moralische Tugend, sondern ein grundlegender Aspekt der Heilung. Er betonte, wie wichtig es ist, die ganzheitlichen Bedürfnisse der Patienten zu verstehen und auf sie einzugehen.

Avicennas Betonung des lebenslangen Lernens, der interdisziplinären Erforschung, des philosophischen Fundaments und der einfühlsamen Fürsorge hat ein Vermächtnis geschaffen, das die Zeit überdauert und Generationen von Wissenschaftlern und Praktikern dazu inspiriert, die Grenzen des Wissens und des Mitgefühls weiter zu verschieben.

III. Der Arzt, der die Welt geheilt hat

Avicennas medizinische Abhandlungen

Dieser Abschnitt befasst sich mit der tiefgreifenden Wirkung von Avicennas revolutionärer medizinischer Abhandlung "Der Kanon der Medizin" und beleuchtet den innovativen Ansatz des berühmten persischen Arztes. Von seiner ganzheitlichen Patientenbetreuung bis hin zu seinen bahnbrechenden chirurgischen Techniken und pharmazeutischen Formulierungen ist Avicennas bleibendes Vermächtnis im Bereich der Medizin unbestreitbar. Indem wir seine Auseinandersetzung mit griechischen und persischen medizinischen Traditionen und seinen philosophischen Ansatz für Diagnose und Behandlung untersuchen, gewinnen wir ein tieferes Verständnis für Avicennas immensen Einfluss auf die medizinischen Praktiken seiner Zeit und seinen bleibenden Einfluss auf die moderne Medizin.

Überblick über Avicennas medizinische Hauptwerke

Der "Kanon der Medizin" von Avicenna ist ein monumentales Werk, das die medizinische Praxis seiner Zeit verändert hat. Avicennas innovativer Ansatz in diesem Kompendium spiegelte ein gründliches Verständnis verschiedener medizinischer Disziplinen wider und umfasste Anatomie, Pathologie, Physiologie, Pharmakologie und sogar Diskussionen über geistige Gesundheit und Hygiene. Was

Avicenna von anderen abhob, war seine systematische Methodik, die bei der Diagnose und Behandlung von Krankheiten auf Beobachtung, Experimentieren und Logik setzte.

Avicennas Arbeit hatte einen tiefgreifenden Einfluss auf die medizinischen Praktiken während des islamischen Goldenen Zeitalters und darüber hinaus. Durch die Synthese von altem medizinischem Wissen mit seinen eigenen Beobachtungen und Interpretationen verfeinerte er die medizinischen Praktiken und legte den Grundstein für die evidenzbasierte Medizin. Dieser Ansatz beeinflusste nicht nur die Mediziner seiner Zeit, sondern prägte auch die Entwicklung der medizinischen Aus- und Weiterbildung in den folgenden Jahrhunderten.

Die Übersetzungen des "Kanons der Medizin" ins Lateinische und in andere Sprachen erleichterten seine Verbreitung über die Kontinente hinweg und beeinflussten die medizinische Praxis in Europa und darüber hinaus tiefgreifend. Avicennas Betonung der Präventivmedizin, der Bedeutung einer gesunden Lebensweise und der Verwendung empirischer Beweise setzte einen Standard für spätere medizinische Texte. Auch heute noch ist "Der Kanon" ein wichtiger Bezugspunkt in der Geschichte der Medizin und verdeutlicht Avicennas bleibendes Vermächtnis als Universalgelehrter und Pionier auf dem Gebiet des Gesundheitswesens.

Avicennas bahnbrechende Beiträge zur medizinischen Innovation waren vielschichtig und spiegeln einen ganzheitlichen Ansatz in der Patientenversorgung wider, der über die konventionellen Praktiken seiner Zeit hinausging. Im Mittelpunkt seiner Methodik stand das tiefe Verständnis der Verbindung zwischen Geist und Körper. Avicenna erkannte das komplizierte Zusammenspiel zwischen geistigem Wohlbefinden und körperlicher Gesundheit. Diese Sichtweise leitete seinen Ansatz für Diagnose und Behandlung, wobei er nicht nur die Symptome, sondern auch den breiteren Kontext der allgemeinen Gesundheit des Patienten betonte.

Auf dem Gebiet der Chirurgie zeichneten sich Avicennas Techniken durch Präzision und Einfallsreichtum aus. Er führte nicht nur komplizierte Eingriffe mit bemerkenswertem Geschick durch, sondern entwickelte und verfeinerte auch eine Reihe von chirurgischen Instrumenten, die die Standards der chirurgischen Praxis in seiner Zeit erhöhten. Avicennas Engagement für die Weiterentwicklung des chirurgischen Wissens und der chirurgischen Techniken unterstreicht sein Bestreben, die Ergebnisse für die Patienten zu verbessern und die Grenzen der medizinischen Wissenschaft zu erweitern.

Auf dem Gebiet der pharmazeutischen Formulierungen waren Avicennas Beiträge ebenso bahnbrechend. Sein pharmakologisches Fachwissen umfasste eine Vielzahl von Heilkräutern und Substanzen, die er sorgfältig zusammenstellte und kombinierte, um wirksame Heilmittel für eine Vielzahl von Krankheiten zu entwickeln. Avicennas innovativer Ansatz in der Pharmazie setzte neue Maßstäbe in diesem Bereich und ebnete den Weg für Fortschritte bei der Herstellung von Arzneimitteln und der Entwicklung von Medikamenten.

Der nachhaltige Einfluss von Avicennas medizinischen Innovationen hallt bis heute nach, prägt zeitgenössische Praktiken und inspiriert Generationen von Medizinern. Sein ganzheitlicher Ansatz bei der Patientenversorgung, seine Betonung der Verbindung zwischen Körper und Geist, seine bahnbrechenden chirurgischen Methoden und seine ausgefeilten pharmazeutischen Formulierungen bilden zusammen ein Vermächtnis, das die Medizin weiterhin beeinflusst und bereichert und die zeitlose Relevanz seiner Pionierarbeit bei der Förderung der Kunst und Wissenschaft des Heilens unterstreicht.

Die griechische und persische Medizin bildete das Fundament, auf dem Avicennas revolutionärer Ansatz zur Heilung aufbaute. Durch seinen frühen Kontakt mit diesen reichen Traditionen übernahm Avicenna die hippokratische Betonung der sorgfältigen Beobachtung und Dokumentation von Symptomen, eine Praxis, die zu einem Markenzeichen seiner medizinischen Methodik werden sollte. Darüber hinaus übernahm er die galenischen Prinzipien der Humortheorie, die darauf abzielten, das Gleichgewicht im Körper aufrechtzuerhalten, um die Gesundheit zu fördern.

Avicennas Innovation lag in der Erweiterung und Verfeinerung des medizinischen Wissens, das er geerbt hatte. Seine wissenschaftlichen Untersuchungen und empirischen Erfahrungen führten ihn zur Entwicklung neuer Methoden und Behandlungen, die die Theorien seiner griechischen und persischen Vorgänger oft in Frage stellten und übertrafen. Obwohl Avicenna von der griechischen Medizin beeinflusst war, schöpfte er auch aus persischen Quellen, vor allem aus der alten medizinischen Tradition der Avesta, die seiner Praxis eine spirituelle und ganzheitliche Dimension verlieh.

Eine vergleichende Analyse von Avicennas Arbeit mit der griechischen und persischen Medizin zeigt nicht nur seinen Respekt für die grundlegenden Prinzipien dieser

Traditionen, sondern auch seine Bereitschaft, auf dem Gebiet der Heilung neue Wege zu gehen. Durch die Synthese verschiedener medizinischer Ansätze schuf Avicenna ein umfassendes System, das die Verbindung von Geist, Körper und Seele betonte - ein Vermächtnis, das die moderne medizinische Praxis und das philosophische Denken weiterhin prägt.

Grundsätze der Diagnose und Behandlung im Medizinsystem von Avicenna

Avicennas medizinische Philosophie enthält eine reiche Mischung aus alten Weisheiten, innovativen Methoden und einem tiefgreifenden Verständnis des menschlichen Körpers. Im Mittelpunkt seiner Diagnosemethoden stand ein komplexer Ansatz, der eine scharfe Beobachtung, eine detaillierte Anamneseerhebung und strenge Untersuchungstechniken miteinander verband. Avicenna leistete Pionierarbeit bei der Anwendung der Pulsdiagnose, indem er Verbindungen zwischen dem Pulsrhythmus und bestimmten körperlichen Zuständen herstellte. Die Urinanalyse spielte in seinem diagnostischen Arsenal eine wichtige Rolle und diente als Fenster zum inneren Zustand des Körpers.

Im Bereich der Präventivmedizin plädierte Avicenna für eine proaktive Haltung zur Erhaltung der Gesundheit. Er glaubte an die Bedeutung von Ernährung, Bewegung und

Lebensstil, um Krankheiten zu verhindern, bevor sie sich manifestieren. Avicennas Betonung der Wechselbeziehung zwischen Körper und Geist unterstrich die Notwendigkeit eines ganzheitlichen Gesundheitsansatzes, der sowohl das körperliche als auch das geistige Wohlbefinden berücksichtigt.

Avicennas Behandlungssystem war auf den einzelnen Patienten zugeschnitten und berücksichtigte seine einzigartige Konstitution, sein Umfeld und die Manifestation seiner Krankheit. Seine pharmakologischen Interventionen umfassten oft pflanzliche Heilmittel, Ernährungsänderungen und Anpassungen der Lebensweise, um das Gleichgewicht des Körpers wiederherzustellen.

Der anhaltende Einfluss von Avicennas medizinischen Prinzipien zeigt sich in der modernen Medizin, die den Schwerpunkt auf eine personalisierte Gesundheitsversorgung, präventive Strategien und integrative Ansätze legt. Seine ganzheitliche Sichtweise inspiriert die Fachleute des Gesundheitswesens auch heute noch dazu, Patienten als ganze Wesen zu behandeln und das komplizierte Zusammenspiel zwischen körperlichen, emotionalen und spirituellen Aspekten der Gesundheit zu erkennen. Avicennas Vermächtnis dient als Vorbild für Mediziner, die in ihrem Streben nach optimaler Patientenversorgung und Wohlbefinden alte Weisheiten mit modernen wissenschaftlichen Fortschritten verbinden wollen.

Avicennas medizinisches Vermächtnis reichte weit über seine Zeit hinaus, da seine Werke über Medizin in der gesamten islamischen Welt verbreitet wurden. Seine umfassende medizinische Abhandlung "Der Kanon der Medizin" diente als Eckpfeiler der mittelalterlichen islamischen medizinischen Praxis und beeinflusste Generationen von Ärzten und Gelehrten. Avicennas Ansatz in der Medizin betonte die Bedeutung einer gründlichen Beobachtung, einer detaillierten Dokumentation und einer systematischen Methode der Diagnose und Behandlung. Seine ganzheitliche Sichtweise der Gesundheitsfürsorge, die Elemente der Anatomie, Pathologie und Pharmakologie einbezog, bedeutete eine deutliche Abkehr von früheren medizinischen Traditionen.

Der Einfluss von Avicennas medizinischen Lehren beschränkte sich nicht auf die islamische Welt; seine Schriften gelangten schließlich nach Europa, wo sie eine entscheidende Rolle bei der Gestaltung der westlichen medizinischen Ausbildung während des Mittelalters spielten. Avicennas Betonung der wissenschaftlichen Methode, der empirischen Beobachtung und der Bedeutung der klinischen Erfahrung legte den Grundstein für die Entwicklung der modernen medizinischen Praxis im Westen.

Auch heute noch sind Avicennas Beiträge zur Medizin von Bedeutung und prägen die heutige medizinische Praxis. Seine Betonung der evidenzbasierten Medizin, der patientenzentrierten Pflege und der Verbindung von Körper und Geist spiegelt die wichtigsten Prinzipien wider, die Mediziner weltweit leiten. Das bleibende Vermächtnis von Avicennas medizinischen Erkenntnissen unterstreicht seinen Status als Pionier in der Geschichte der Medizin, wobei seine Methoden und Philosophien weiterhin die medizinische Praxis und Ausbildung auf der ganzen Welt beeinflussen.

Auswirkungen auf die Gesundheitspraktiken

Tauchen Sie ein in die Welt der Medizin von Avicenna, wo alte Weisheit auf moderne Relevanz trifft. Vertiefen Sie sich in seine wichtigsten medizinischen Werke und entdecken Sie den Einfluss, den er durch die Übersetzungsbewegungen auf die europäische Medizin hatte. Erforschen Sie seine Diagnosemethoden und seine Beiträge zum Studium der Heilpflanzen. Entdecken Sie, wie Avicennas Erbe die Unani-Medizin auch heute noch prägt. Erforschen Sie die Rolle der islamischen Gelehrten bei der Verbreitung seiner medizinischen Texte und die anhaltenden Auswirkungen seiner Lehren auf die weltweiten Praktiken im Gesundheitswesen. Begleiten Sie uns auf eine Reise durch Avicennas medizinische Theorien, seinen ganzheitlichen Ansatz in der

Patientenversorgung und die Bedeutung der ganzheitlichen Gesundheitsversorgung in der modernen Medizin.

Avicennas Einfluss auf spätere Generationen von Ärzten

Avicennas medizinisches Vermächtnis ist ein Leuchtturm der Aufklärung, der auch heute noch durch die Annalen der Geschichte strahlt. Im Mittelpunkt seiner medizinischen Beiträge steht das monumentale Werk "Kanon der Medizin", ein umfassendes Kompendium, das medizinisches Wissen aus verschiedenen Traditionen in einer systematischen und organisierten Form zusammenfasste. Dieses Hauptwerk, das während der europäischen Renaissance ins Lateinische übersetzt wurde, löste im Westen eine medizinische Revolution aus, die die Landschaft der europäischen Medizin umgestaltete und den Grundstein für die moderne medizinische Praxis legte.

Avicennas Diagnosemethoden waren nicht nur revolutionär, sie waren visionär. Er konzentrierte sich nicht nur auf die Symptome, sondern befürwortete einen ganzheitlichen Ansatz, der sich mit dem Lebensstil, der Umgebung und dem geistigen Wohlbefinden des Patienten befasste. Indem er die Wechselbeziehung zwischen Körper und Geist betonte, leistete er Pionierarbeit für einen patientenzentrierten Ansatz, der über die medizinischen Praktiken seiner Zeit hinausging.

Seine akribischen Studien über Heilpflanzen haben nicht nur das Verständnis der Pharmakologie erweitert, sondern auch neue Heilmittel und Behandlungsmethoden eingeführt. Avicennas Erkenntnisse über die therapeutischen Eigenschaften von Pflanzen bereicherten nicht nur das medizinische Wissen, sondern ebneten auch den Weg für Fortschritte in der Kräutermedizin und Pharmakotherapie.

Darüber hinaus ist Avicennas dauerhafter Einfluss in der Unani-Medizin unverkennbar, einem ganzheitlichen Heilsystem, das alte griechische, arabische und indische medizinische Praktiken integriert. Die Lehren Avicennas, der für Ausgewogenheit, Mäßigung und eine harmonische Beziehung zwischen Körper und Geist plädiert, sind für die Ärzte der Unani-Medizin nach wie vor von grundlegender Bedeutung und leiten sie bei der umfassenden und individuellen Betreuung ihrer Patienten.

Avicennas medizinisches Vermächtnis überdauert die Zeit und dient als zeitloses Leuchtfeuer der Weisheit und des Mitgefühls, das weiterhin den Weg der Heilung und des ganzheitlichen Wohlbefindens erhellt.

Verbreitung der medizinischen Texte und Lehren von Avicenna in der islamischen Welt

Islamische Gelehrte des Mittelalters spielten eine entscheidende Rolle bei der Verbreitung der medizinischen Werke von Avicenna, auch bekannt als Ibn Sina. Seine bahnbrechende medizinische Abhandlung, der "Kanon der Medizin", wurde zu einem Eckpfeiler in der Entwicklung der islamischen Medizin und wurde in zahlreiche Sprachen übersetzt, darunter Persisch, Latein und Hebräisch. Diese Übersetzungen ermöglichten es Avicennas revolutionären Ideen, ein breiteres Publikum in verschiedenen Kulturen und Regionen zu erreichen.

Die frühe Verbreitung von Avicennas medizinischen Texten war nicht auf die islamische Welt beschränkt, sondern ging weit darüber hinaus und beeinflusste die medizinische Praxis in Europa und darüber hinaus. Islamische Gelehrte, die für ihre Hingabe an Wissenschaft und Übersetzung bekannt sind, übersetzten und bewahrten Avicennas Werke akribisch und sorgten dafür, dass seine bahnbrechenden Beiträge zur Medizin nicht mit der Zeit verloren gingen.

Avicennas medizinische Lehren hatten einen tief greifenden Einfluss auf die lokale Gesundheitspraxis in der islamischen Welt, indem er neue Diagnosetechniken, pharmakologische Behandlungen und Prinzipien des Gesundheitsmanagements einführte. Seine Betonung der Bedeutung der empirischen Beobachtung, der klinischen Erfahrung und der systematischen Darstellung des medizinischen Wissens trug dazu bei, die medizinische Praxis im Mittelalter voranzubringen.

Das bleibende Vermächtnis von Avicennas Lehren in den islamischen medizinischen Traditionen zeigt sich im anhaltenden Einfluss seiner Werke auf die zeitgenössischen Ansätze der Medizin in der muslimischen Welt. Seine Betonung der ganzheitlichen Heilung, der Verbundenheit von Körper und Seele und der Integration von theoretischem Wissen und praktischer Anwendung findet in der medizinischen Ausbildung und Praxis nach wie vor großen Anklang. Avicennas Beiträge haben einen unauslöschlichen Eindruck in der Geschichte der Medizin hinterlassen und die Entwicklung der medizinischen Praktiken über Kulturen und Generationen hinweg geprägt.

Vergleich der medizinischen Theorien von Avicenna mit der heutigen Praxis

Avicennas medizinische Theorien waren tief in der Überzeugung verwurzelt, dass der Körper ein empfindliches Gleichgewicht aufrechterhalten muss, um eine gute Gesundheit zu erreichen. Im Mittelpunkt seiner Behandlungsprinzipien stand das Konzept der Wiederherstellung des Gleichgewichts durch eine individuelle Behandlung, die nicht nur die Symptome, sondern auch die zugrundeliegenden Krankheitsursachen behandelte. Er betonte, wie wichtig es ist, die individuelle Konstitution, den Lebensstil und die Umwelteinflüsse des Einzelnen zu verstehen, um wirksame Behandlungspläne zu erstellen.

Bei der Diagnose seiner Patienten verfolgte Avicenna einen umfassenden Ansatz, bei dem er detaillierte Informationen über die Krankengeschichte, die Symptome und die externen Faktoren, die sich auf die Gesundheit des Patienten auswirken könnten, sammelte. Durch die sorgfältige Analyse dieser Elemente versuchte er, die Ursache der Krankheit aufzudecken und die Behandlung entsprechend anzupassen.

Vergleicht man die medizinischen Grundsätze Avicennas mit der modernen Medizin, so zeigen sich auffällige Parallelen, insbesondere in der Anerkennung der wechselseitigen Abhängigkeit der Körpersysteme und der Bedeutung eines ganzheitlichen Ansatzes für die Gesundheitsversorgung. Avicennas Schwerpunkt auf präventiver Pflege, Ernährungsumstellung und pflanzlichen Heilmitteln entspricht den heutigen Praktiken zur Förderung des Wohlbefindens und der Krankheitsprävention.

Auch heute noch finden Avicennas Beiträge Widerhall in medizinischen Praktiken, die integrative und ganzheitliche Ansätze in der Gesundheitsversorgung verfolgen. Sein Eintreten für personalisierte Behandlungspläne und seine Betonung der Behandlung der Ursachen von Beschwerden unterstreichen die anhaltende Relevanz seiner medizinischen Theorien für die Strategien der modernen Gesundheitsversorgung. Avicennas Hartnäckigkeit, mit der er die konventionelle medizinische Weisheit in Frage stellte, dient heutigen Medizinern als Inspiration, innovative und umfassende Ansätze für die Patientenversorgung zu erforschen.

Die anhaltende Bedeutung von Avicennas ganzheitlichem Ansatz in der Medizin

Avicennas ganzheitlicher Ansatz bei der Behandlung von Patienten revolutionierte die medizinischen Praktiken seiner Zeit und hatte einen nachhaltigen Einfluss auf die globalen Gesundheitsparadigmen. Im Gegensatz zu vielen seiner Zeitgenossen, die sich ausschließlich auf symptombasierte Behandlungen konzentrierten, legte Avicenna Wert auf eine umfassende Sichtweise der Gesundheit, die die Verbindung von Körper, Geist und Seele berücksichtigt. Durch die Betrachtung des ganzen Menschen und seiner einzigartigen Lebensumstände zielte Avicennas Methode darauf ab, nicht nur Symptome zu behandeln, sondern die Grundursachen von Krankheiten zu verstehen und anzugehen.

Diese Philosophie hatte einen tiefgreifenden Einfluss auf die moderne Gesundheitsfürsorge. Avicennas Betonung der Präventivmedizin, der Patientenaufklärung und der personalisierten Behandlungspläne steht in engem Zusammenhang mit den aktuellen Trends in der integrativen Medizin und der patientenzentrierten Versorgung. Die Anerkennung von Faktoren des Lebensstils, der Ernährung, des emotionalen Wohlbefindens und von Umwelteinflüssen als integrale Bestandteile der Gesundheit spiegelt Avicennas zukunftsweisenden Ansatz im Gesundheitswesen wider.

In der heutigen Gesundheitslandschaft wächst die Wertschätzung für die von Avicenna vertretenen Grundsätze der ganzheitlichen Medizin. Die Integration dieser alten Techniken in die moderne Gesundheitsversorgung bietet nicht nur einen umfassenderen Ansatz für die Patientenversorgung, sondern fördert auch ein tieferes Verständnis für die komplexen Wechselwirkungen, die zum allgemeinen Wohlbefinden beitragen. Durch die Einbeziehung des ganzheitlichen Ansatzes von Avicenna in die moderne medizinische Praxis können Gesundheitsdienstleister eine effektivere und patientenzentrierte Versorgung anbieten, die auf die vollständigen Bedürfnisse des Einzelnen eingeht und so langfristige Gesundheit und Wohlbefinden fördert.

Lehren aus Avicennas Philosophie des Heilens

Ganzheitliche Gesundheitsfürsorge ist ein umfassender Ansatz für das Wohlbefinden, der das Gleichgewicht zwischen Körper und Geist berücksichtigt. Indem sie die enge Verbindung zwischen körperlicher Gesundheit und geistigem Wohlbefinden anerkennen, zielen Praktiker der ganzheitlichen Medizin darauf ab, Gesundheitsprobleme an der Wurzel zu packen und den Menschen als ganzes System zu betrachten, anstatt sich nur auf Symptome zu konzentrieren.

Die Ernährung spielt in diesem Paradigma eine zentrale Rolle, da sie die Grundlage für eine gute Gesundheit bildet. Eine ausgewogene, nährstoffreiche Ernährung nährt nicht nur den Körper, sondern unterstützt auch eine optimale Gehirnfunktion und emotionales Wohlbefinden. Der Verzehr von Vollwertkost, die reich an Vitaminen, Mineralstoffen und Antioxidantien ist, kann dazu beitragen, verschiedenen Krankheiten vorzubeugen und die allgemeine Vitalität zu erhalten.

Regelmäßige Bewegung ist ein weiterer wichtiger Bestandteil der ganzheitlichen Gesundheitspflege, da sie die Gesundheit des Herz-Kreislauf-Systems, die Muskelkraft und die geistige Klarheit fördert. Körperliche Aktivität hebt nicht nur die Stimmung und baut Stress ab, sondern unterstützt auch die natürlichen Entgiftungsprozesse des Körpers, was die allgemeine Vitalität und Widerstandsfähigkeit erhöht.

Ethisches Verhalten ist im Bereich der Heilung von größter Bedeutung, um sicherzustellen, dass Patienten mit Respekt, Würde und Integrität behandelt werden. Therapeuten, die sich an ethische Standards halten, bauen Vertrauen zu ihren Patienten auf und schaffen einen sicheren Raum, in dem Heilung möglich ist.

Darüber hinaus kann die wirksame Verwendung von pflanzlichen Arzneimitteln traditionelle Behandlungen ergänzen und natürliche, pflanzliche Heilmittel für eine Reihe von Gesundheitsproblemen bieten. Pflanzliche Heilmittel werden seit Jahrhunderten verwendet und bieten bei bestimmten Erkrankungen eine sanftere Alternative zu pharmazeutischen Behandlungen.

Durch die Integration dieser Elemente in die Gesundheitspraxis können Ärzte einen ganzheitlicheren und individuelleren Ansatz für die Patientenversorgung anbieten, der nicht nur die körperlichen Symptome, sondern auch die emotionalen, mentalen und spirituellen Aspekte der Gesundheit berücksichtigt. Dieser umfassende Ansatz fördert ein Gefühl des Wohlbefindens und der Vitalität, das über die Abwesenheit von Krankheit hinausgeht und die allgemeine Gesundheit und Langlebigkeit fördert.

IV. Der Philosoph auf der Suche nach der Wahrheit

Metaphysische Betrachtungen

Begeben Sie sich auf eine philosophische Reise durch die komplizierten und tiefgründigen metaphysischen Konzepte von Avicenna. Vertiefen Sie sich in seine Theorie der Seele, erforschen Sie das Zusammenspiel zwischen Sein und Sein und entschlüsseln Sie die Bedeutung des Intellekts in seinem komplexen metaphysischen Rahmen. Entdecken Sie Avicennas einzigartige Perspektive auf Gott und die notwendige Existenz und betrachten Sie die Implikationen seiner metaphysischen Überlegungen. Begleiten Sie uns, wenn wir die Komplexität von Avicennas metaphysischer Philosophie enträtseln und den anhaltenden Einfluss seiner zeitlosen Ideen auf das zukünftige philosophische Denken nachzeichnen.

Die metaphysischen Theorien und Konzepte Avicennas

In Avicennas komplizierter metaphysischer Philosophie ist das Wesen der Seele eine eigenständige und ewige Einheit, die vom physischen Körper getrennt werden kann. Avicenna glaubte an die Unsterblichkeit der Seele und erhob sie in eine strukturierte Hierarchie der Intellekte, von denen jeder eine einzigartige Funktion in der kosmischen Ordnung hat. Von zentraler Bedeutung für seine Metaphysik ist das Konzept von "Sein und Existenz", eine grundlegende

Unterteilung, die die Existenz als notwendiges Attribut Gottes, des Letzten Existierenden, und die Wesen als von dieser essenziellen Existenz abhängig beschreibt.

Avicennas kompliziertes metaphysisches Schema räumt dem Intellekt eine überragende Bedeutung ein und stellt eine intellektuelle Hierarchie auf, die im Aktiven Intellekt gipfelt, dem Gipfel des Verstehens und der Erleuchtung. Dieses Paradigma unterstreicht die Vorstellung vom Intellekt als dem Kanal, durch den Individuen höhere Wahrheiten erfassen und sich in den Bereichen der Existenz und des Wesens bewegen.

Avicennas tiefgründige Überlegungen zu Gott und der notwendigen Existenz stellen ein transzendentes, selbstgenügsames Wesen dar, von dem sich alle anderen Existenzen ableiten. Seine philosophischen Überlegungen zur Natur der Gottheit und der Existenz haben sowohl die westliche als auch die islamische philosophische Tradition nachhaltig geprägt und laden zur Kontemplation über das komplizierte Gewebe der Realität und die Dialektik zwischen dem Kontingenten und dem Absoluten ein.

Der anhaltende Einfluss von Avicennas metaphysischen Untersuchungen hallt in den zeitgenössischen philosophischen Diskursen nach und bereichert die Dialoge über die Natur der Seele, das Wesen des Seins und das Konzept des

Göttlichen als unverzichtbare Grundlage für intellektuelle Bemühungen und existenzielle Introspektionen.

Untersuchung von Avicennas Ansichten über Existenz und Realität

Avicennas Theorie der notwendigen Existenz bildet das Fundament seines metaphysischen Rahmens und behauptet die Existenz eines notwendigen Wesens, das für die Existenz aller kontingenten Wesen verantwortlich ist. Dieses notwendige Wesen, das in Avicennas Philosophie als Gott bezeichnet wird, dient als letzte Ursache und Quelle aller Existenz. In seinem komplizierten metaphysischen System stellt Avicenna Gott als die unverursachte Ursache dar, als die treibende Kraft, aus der alle anderen Wesen in einer hierarchischen Ordnung hervorgehen.

In Avicennas philosophischer Landschaft kommt dem Konzept der Existenz eine überragende Bedeutung zu. Er betrachtet die Existenz nicht nur als eine Eigenschaft, sondern als eine grundlegende Essenz, die in das Gewebe der Realität eingewoben ist. Avicenna geht weiter auf die Klassifizierung von Existenzen ein und kategorisiert sie in notwendige Existenzen, die von Gott verkörpert werden, und mögliche Existenzen, die ihre Existenz von diesem notwendigen Wesen ableiten. Diese Unterscheidung unterstreicht seinen Glauben an eine transzendente, notwendige Grundlage, aus der alle kontingenten Wesen ihre Existenz schöpfen.

Der tiefgreifende Einfluss von Avicennas Theorien hallt noch Jahrhunderte später in den Korridoren des philosophischen Denkens nach. Seine Formulierung des Konzepts der notwendigen Existenz und der Rolle Gottes als Hauptursache beeinflusste spätere philosophische Untersuchungen und prägte insbesondere die Diskussionen über das Wesen des Seins, kosmologische Argumente für die Existenz Gottes und die Natur der Existenz selbst. Avicennas bleibendes Vermächtnis liegt in seiner nuancierten Erforschung metaphysischer Prinzipien, die Wege für zukünftige philosophische Betrachtungen aufzeigen.

Beiträge zum Gebiet der Metaphysik und Ontologie

Avicennas metaphysisches System befasst sich eingehend mit der Natur des Seins, der Existenz und der letztendlichen Realität. Im Mittelpunkt seines philosophischen Rahmens steht das Konzept der notwendigen Existenz, das besagt, dass es ein Wesen geben muss, dessen Wesen seine Existenz notwendig macht - ein Wesen, das aus sich selbst heraus existiert und für seine Existenz von nichts anderem abhängig ist. Avicenna identifizierte dieses notwendige Wesen als Gott, die Quelle aller Existenz und Vollkommenheit.

In seiner Erforschung der Metaphysik entwickelte Avicenna ein kosmologisches Argument, das die Existenz Gottes auf der Grundlage des Kausalitätsprinzips zu beweisen versucht. Dieses Argument besagt, dass es eine erste Ursache, eine unverursachte Ursache, geben muss, um die Existenz der kontingenten Wesen in der Welt zu erklären. Dieses notwendige Wesen, so Avicenna, ist die Grundlage aller Existenz und die ultimative Erklärung für die im Universum beobachtete Ordnung und Harmonie.

Avicennas Vorstellung von Gott in der Metaphysik geht über die bloße Existenz hinaus; sie umfasst Attribute wie Transzendenz, Einfachheit und Allwissenheit. In Avicennas Philosophie ist Gott die notwendige Existenz, von der alle kontingenten Wesen abhängen, die Quelle aller Vollkommenheit und Güte im Universum.

Der Einfluss von Avicennas metaphysischen Ideen zieht sich durch die gesamte Geschichte der Philosophie und beeinflusste sowohl islamische als auch westliche Denker. Seine Betonung der Einheit Gottes, der Notwendigkeit der Existenz und des kosmologischen Arguments bildete die Grundlage für spätere philosophische Diskussionen über Theologie, Metaphysik und die Natur der Realität. Avicennas metaphysisches System wird auch heute noch von Gelehrten studiert und diskutiert, die versuchen, das komplizierte Gefüge der Existenz und die Rolle Gottes im Kosmos zu verstehen.

Avicennas Einfluss auf die islamische Philosophie kann gar nicht hoch genug eingeschätzt werden. Seine bahnbrechenden Arbeiten zur Metaphysik, Theologie und Philosophie wurden zur Grundlage der islamischen intellektuellen Tradition. Avicennas Synthese der aristotelischen Philosophie mit dem islamischen Denken prägte nicht nur die islamische Philosophie, sondern beeinflusste auch jüdische Philosophen wie Maimonides, die Avicennas Ideen in ihren eigenen philosophischen Rahmen aufnahmen.

In Europa wurden Avicennas Werke im Mittelalter ausgiebig übersetzt und studiert, was einen bedeutenden Einfluss auf die scholastische Tradition ausübte. Gelehrte wie Thomas von Aquin setzten sich intensiv mit Avicennas Schriften auseinander und integrierten seine metaphysischen und erkenntnistheoretischen Ideen in die christliche Theologie.

Das Vermächtnis Avicennas wirkt bis heute in modernen metaphysischen Debatten nach. Seine Konzepte der Existenz, der Essenz und der Unsterblichkeit der Seele fordern zeitgenössische Denker heraus, sich mit grundlegenden Fragen über die Natur der Realität und der menschlichen Erfahrung auseinanderzusetzen. Die anhaltende Relevanz von Avicennas intellektuellen Beiträgen in verschiedenen kulturellen und religiösen Kontexten unterstreicht seinen Status als Universalgelehrter, dessen Werk die Grenzen von Zeit und Ort überschreitet und einen tiefgreifenden und dauerhaften Einfluss auf den philosophischen Diskurs hat.

Die Bedeutung der metaphysischen Überlegungen von Avicenna für die moderne Philosophie

Avicennas metaphysische Konzepte waren tief verwurzelt in seiner Erforschung der Existenz, der Natur der Seele und der komplizierten Beziehung zwischen Geist und Körper. Im Mittelpunkt seines philosophischen Konzepts stand das Experiment des "schwebenden Menschen", eine kraftvolle Metapher, die das Selbstbewusstsein und das immaterielle Wesen der Seele erforschte. Dieses Experiment ist seither zum Sinnbild für Avicennas Ansatz zum Verständnis des Bewusstseins und der subjektiven Erfahrung geworden und findet in zeitgenössischen metaphysischen Diskursen großen Widerhall.

Im Bereich der modernen metaphysischen Diskussionen sind Avicennas Ideen auf fruchtbaren Boden gefallen, insbesondere bei der Untersuchung von Begriffen, die das Bewusstsein und seinen Platz in der breiteren philosophischen Landschaft betreffen. Avicennas Betonung der Verflechtung von Seele und Intellekt bietet eine überzeugende Perspektive auf zeitgenössische Debatten über das Selbstsein, die persönliche Identität und die grundlegende Natur der menschlichen Existenz.

Darüber hinaus sind Avicennas metaphysische Thesen in der modernen Wissenschaft nach wie vor von Bedeutung, da sie mit den aktuellen Theorien über das rätselhafte Leib-Seele-Problem und die Natur des Bewusstseins selbst übereinstimmen. Seine Überlegungen über die Existenz notwendiger Wesen haben auch in kosmologischen Untersuchungen Widerhall gefunden und zeitgenössische Dialoge über grundlegende Wahrheiten und die kosmische Ordnung beeinflusst.

Darüber hinaus erstreckt sich Avicennas nachhaltiger Einfluss auch auf den Bereich des modernen existenziellen Denkens, indem er Diskussionen über den Sinn des Lebens, den individuellen Zweck und die existenzielle Erfüllung mit seinen tiefgreifenden Einsichten bereichert. Avicennas metaphysisches Vermächtnis, das zeitgenössische philosophische Untersuchungen in verschiedenen Disziplinen herausfordert und inspiriert, bleibt ein Leuchtturm für intellektuelle Neugier und philosophischen Diskurs, der Menschen dazu einlädt, die Tiefen der Realität, des Bewusstseins und der menschlichen Erfahrung mit neuen Perspektiven und dauerhafter Weisheit zu erforschen.

Ethische Epiphanien

Die Erforschung des komplexen Geflechts von Avicennas ethischer Philosophie offenbart ein tiefes Verständnis von Tugend, Laster und der Komplexität der menschlichen Seele. Seine einzigartige Sichtweise des freien Willens und des Zusammenspiels von Ethik und gesellschaftlichen Strukturen hat sowohl die islamischen als auch die westlichen philosophischen Traditionen nachhaltig beeinflusst. In diesem Abschnitt befassen wir uns mit Avicennas Definition von Tugend, der Rolle der Ethik in der persönlichen Entwicklung und seinen einflussreichen Lehren über Demut, Mitgefühl und Entschlossenheit. Begleiten Sie uns, wenn wir die Schichten des ethischen Rahmens von Avicenna enträtseln und über sein bleibendes Vermächtnis im islamischen und westlichen ethischen Denken nachdenken.

Die ethische Philosophie und die moralischen Grundsätze von Avicenna

Avicennas ethische Philosophie ist tief in seinem Verständnis von Tugend und Laster verwurzelt, die er als wesentlich für das Erreichen menschlicher Höchstleistungen ansah. Avicenna zufolge sind Tugenden Eigenschaften, die den Einzelnen zu einem harmonischen und erfüllten Leben führen, während Laster dieses Streben behindern. Er war der Ansicht, dass die Kultivierung von Tugenden wie Weisheit, Mut, Mäßigung und Gerechtigkeit von entscheidender

Bedeutung ist, um das eigene Potenzial voll auszuschöpfen und moralische Vollkommenheit zu erreichen. Umgekehrt verzerren Laster wie Gier, Feigheit, Maßlosigkeit und Ungerechtigkeit die Seele und versperren den Weg zum wahren Glück.

Im Mittelpunkt des ethischen Systems von Avicenna steht sein Konzept der menschlichen Seele. Er betrachtete die Seele als die Essenz einer Person, die den Intellekt, die Rationalität und die Fähigkeit zur moralischen Urteilsbildung umfasst. Avicennas Verständnis der Seele als Ort des moralischen Handelns unterstreicht die Bedeutung des Selbstbewusstseins und der Selbstreflexion für ethische Entscheidungen. Er vertrat die Ansicht, dass der Einzelne durch die Kultivierung von Tugenden und die Ausrichtung seines Handelns an der Vernunft innere Harmonie und moralische Rechtschaffenheit erreichen kann.

In Avicennas ethischem Rahmen spielt der freie Wille eine wichtige Rolle bei der Gestaltung des menschlichen Verhaltens und der moralischen Entwicklung. Er glaubte, dass der Einzelne die Macht hat, zwischen guten und schlechten Handlungen zu wählen und damit die Verantwortung für die Folgen seiner Entscheidungen zu übernehmen. Avicennas Betonung des freien Willens als Katalysator für moralisches Wachstum unterstreicht den ermächtigenden

Charakter des persönlichen Handelns bei ethischen Entscheidungen.

Bei der Untersuchung von Avicennas medizinischen Schriften kann man ethische Dimensionen erkennen, die mit seinen praktischen Anleitungen für Ärzte verflochten sind. Avicenna betonte die Bedeutung von Mitgefühl, Ehrlichkeit und ethischem Verhalten bei der Ausübung der Medizin. Er war der Ansicht, dass die ethische Verantwortung eines Arztes über das technische Können hinausgeht und Tugenden wie Einfühlungsvermögen, Integrität und das Engagement für das Wohlergehen der Patienten einschließt. Indem er ethische Überlegungen in seine medizinischen Lehren einbezog, versuchte Avicenna, einen ganzheitlichen Ansatz zur Heilung aufrechtzuerhalten, der die Würde und das Wohlergehen der Menschen, die medizinisch betreut werden, ehrt.

Die nachhaltige Wirkung von Avicennas ethischem Denken zeigt sich in dem Einfluss, den er auf spätere Philosophen ausübte. Seine Erkenntnisse über Tugend, die menschliche Seele und den freien Willen fanden in allen philosophischen Traditionen Widerhall und prägten den ethischen Diskurs sowohl in der islamischen als auch in der westlichen Philosophie. Avicennas tiefgreifende Erforschung der Moralphilosophie inspiriert auch heute noch zeitgenössische Denker und bietet eine zeitlose Perspektive auf die intrinsische Verbindung zwischen Ethik, Vernunft und menschlichem Wohlergehen.

In Avicennas philosophischem Rahmen ist die Tugend eng mit der menschlichen Entfaltung und moralischen Vortrefflichkeit verwoben. Er begriff Tugend als den Höhepunkt einer harmonischen Abstimmung der Fähigkeiten der rationalen Seele, die zu einem Zustand des inneren Gleichgewichts, der Ruhe und des ultimativen Wohlbefindens führt. Verwurzelt in seinem Glauben an die jedem Menschen innewohnende Güte und das Potenzial zur Vollkommenheit, geht Avicennas Verständnis von Tugend über das bloße moralische Verhalten hinaus und umfasst einen Zustand tiefgreifender innerer Harmonie und moralischer Vortrefflichkeit.

Die Ethik, wie sie von Avicenna erläutert wurde, dient als Leitmotiv für das Streben des Einzelnen nach persönlicher Entwicklung und Selbstverwirklichung. Indem man moralische Tugenden wie Mäßigung, Mut, Weisheit und Gerechtigkeit kultiviert, kommt man dem Ideal eines tugendhaften Lebens in Übereinstimmung mit der Vernunft und der natürlichen Ordnung näher. Für Avicenna ist ethisches Wachstum nicht nur ein persönliches Bestreben, sondern ein wesentlicher Bestandteil der menschlichen Existenz, der für die Verwirklichung des eigenen höchsten Potenzials und das Erreichen wahren Glücks unerlässlich ist.

Darüber hinaus geht Avicennas ethische Philosophie über das Individuum hinaus und umfasst auch das Zusammenspiel zwischen Ethik und gesellschaftlichen Strukturen. Er unterstreicht die Bedeutung einer gerechten und ausgewogenen sozialen Ordnung für die Förderung und Aufrechterhaltung eines tugendhaften Verhaltens innerhalb von Gemeinschaften. Avicennas tiefgreifende Einsichten in die komplizierte Beziehung zwischen individueller Ethik und gemeinschaftlichem Wohlergehen haben sowohl im islamischen als auch im westlichen ethischen Denken großen Widerhall gefunden, den moralischen Diskurs beeinflusst und ethische Normen in verschiedenen kulturellen und historischen Kontexten geprägt. Sein nachhaltiger Einfluss auf die ethische Philosophie liegt in seiner Betonung der Kultivierung moralischer Tugenden, des Strebens nach intellektuellem und spirituellem Wachstum und der Suche nach einem Leben in ethischer Integrität, Weisheit und Tugend.

Avicennas ethische Ansichten befassen sich mit dem komplizierten Gleichgewicht zwischen Vernunft und moralischem Verhalten, wobei er sich in erster Linie für den praktischen Intellekt als leitende Kraft für ethische Entscheidungen einsetzt. Im Vergleich zur griechischen ethischen Tradition, die sich oft auf die Kultivierung von Tugenden wie Mut und Weisheit konzentrierte, legt Avicennas ethischer

Rahmen großen Wert auf die Rolle des rationalen Denkens bei der Bewältigung moralischer Dilemmata.

Im Gegensatz zur konfuzianischen Ethik, die die Bedeutung sozialer Harmonie und familiärer Beziehungen für die Gestaltung ethischen Verhaltens betont, ist Avicennas Ansatz eher individualistisch und unterstreicht die Bedeutung innerer Reflexion und persönlicher kognitiver Prozesse bei der moralischen Urteilsbildung.

Im Gegensatz dazu war die christliche Ethik des Mittelalters stark von theologischen Lehren geprägt und bezog religiöse Überzeugungen in die moralische Argumentation ein. Avicenna vertrat eine stärker philosophisch und empirisch geprägte Perspektive und betonte die praktische Anwendung der Vernunft bei ethischen Entscheidungen, was ihn von seinen Zeitgenossen unterschied.

Avicennas ethischer Ansatz zeichnet sich durch eine einzigartige Mischung aus philosophischer Argumentation und praktischer Anwendung aus, wobei er die entscheidende Rolle der Vernunft bei der Gestaltung des moralischen Verhaltens hervorhebt und die Kluft zwischen Theorie und Praxis überbrückt. Sein Vermächtnis liegt in seiner Fähigkeit, intellektuelle Strenge in ethische Überlegungen einfließen zu lassen, und bietet eine zum Nachdenken anregende

Perspektive für das zeitlose Streben nach moralischer Vortrefflichkeit.

Avicennas ethische Grundsätze sind tief in Tugenden wie Bescheidenheit und Respekt verwurzelt und dienen als grundlegende Aspekte seiner Moralphilosophie. Für Avicenna geht es bei der Demut nicht nur um Bescheidenheit, sondern auch um die Anerkennung der eigenen Grenzen und das Verständnis für die Verbundenheit aller Wesen untereinander. Indem wir unsere gemeinsame Menschlichkeit anerkennen und andere mit Respekt behandeln, tragen wir zu einer harmonischen Gesellschaft bei.

Empathie und Mitgefühl sind für Avicennas ethisches Denken von zentraler Bedeutung, da er an die Wichtigkeit des Verständnisses und der Linderung des Leidens anderer glaubte. Die Kultivierung von Empathie ermöglicht es dem Einzelnen, sich mit den Emotionen und Erfahrungen der Menschen um ihn herum zu verbinden und fördert ein Gefühl der Solidarität und Fürsorge innerhalb von Gemeinschaften.

Avicenna betonte auch die Tugenden der Geduld und der Entschlossenheit, die er für die Überwindung von Hindernissen und das Erreichen langfristiger Ziele für unerlässlich hielt. Geduld ermöglicht es dem Einzelnen,

Herausforderungen mit Widerstandsfähigkeit und Stärke zu meistern, während Entschlossenheit sein Durchhaltevermögen angesichts von Widrigkeiten stärkt.

Indem er intellektuelle Bestrebungen mit ethischen Überlegungen in Einklang brachte, plädierte Avicenna für einen ganzheitlichen Ansatz für Wissen und moralisches Leben. Durch die Integration ethischer Werte in intellektuelle Bestrebungen kann der Einzelne ein ausgewogeneres und zielgerichteteres Leben anstreben. Das Nachdenken über die persönliche Anwendung des ethischen Rahmens von Avicenna regt den Einzelnen dazu an, darüber nachzudenken, wie er diese Tugenden in seinen alltäglichen Interaktionen und Entscheidungen verkörpern kann, um ein mitfühlenderes und prinzipientreueres Leben zu fördern.

Das Erbe des ethischen Denkens von Avicenna im Studium der Ethik

Avicennas ethische Philosophie befasst sich eingehend mit der Natur der Seele und betrachtet sie als Kern der menschlichen Identität und als Grundlage des moralischen Charakters. Seiner Ansicht nach ist die Seele unsterblich, unteilbar und der Ort des rationalen Denkens und moralischen Handelns. Avicennas Verständnis der Seele beeinflusste seine Tugendethik, die den Schwerpunkt auf die Kultivierung von Tugenden legt, um innere Ausgeglichenheit und ethische Vortrefflichkeit zu erreichen.

Im Mittelpunkt des ethischen Rahmens von Avicenna standen Tugenden wie Weisheit, Mut, Mäßigung und Gerechtigkeit. Er glaubte, dass der Einzelne durch die Entwicklung dieser Tugenden einen Zustand der eudaimonia, des menschlichen Wohlbefindens, erreichen kann. Für Avicenna war moralische Güte eng mit dem Zustand der eigenen Seele verbunden, und das Streben nach ethischer Vortrefflichkeit war für ein harmonisches und erfülltes Leben unerlässlich.

Im Bereich der islamischen Ethikphilosophie hatte Avicennas Werk einen tiefgreifenden Einfluss und prägte die Diskussionen über ethische Verantwortung, das Wesen der Tugend und die Beziehung zwischen Vernunft und Offenbarung. Seine Ideen über die Kultivierung moralischer Tugenden und die Bedeutung der Selbstreflexion fanden in islamischen Intellektuellenkreisen großen Anklang.

Darüber hinaus erstreckte sich Avicennas Einfluss auf das mittelalterliche Europa, wo seine Werke maßgeblich zur Übertragung griechischer philosophischer Ideen in die westliche Welt beitrugen. Seine Betonung der Vernunft, der ethischen Tugenden und des Strebens nach Wissen beeinflusste die christlichen Denker des Mittelalters und ebnete den Weg für einen fruchtbaren Dialog zwischen Philosophie und Theologie.

Das ethische Vermächtnis Avicennas hat bis heute Bestand und lädt zeitgenössische Wissenschaftler dazu ein, sich mit seinen Erkenntnissen über den moralischen Charakter, die Natur der Seele und das Streben nach einem tugendhaften Leben auseinanderzusetzen. Sein ganzheitlicher Ansatz in der Ethik, der auf einem tiefen Verständnis der menschlichen Natur und dem Streben nach moralischer Vortrefflichkeit beruht, inspiriert weiterhin philosophische Reflexionen über das Wesen der Ethik und das Gedeihen des menschlichen Geistes.

V. Der Polymath und sein Kosmos

Erstaunliche Astronomie

Begeben Sie sich auf eine Reise durch das Himmelsreich, während wir uns mit den bemerkenswerten Beiträgen Avicennas zur Astronomie beschäftigen. Von seinem bahnbrechenden Verständnis der Himmelskörper bis hin zu seinem innovativen Ansatz in Bezug auf Sternbilder werden wir Avicennas einzigartige Perspektive und seinen anhaltenden Einfluss auf spätere Astronomen erkunden. Begleiten Sie uns, wenn wir die Überschneidung von Astronomie und Metaphysik in Avicennas kosmologischem Werk aufdecken und die philosophischen Interpretationen von Himmelserscheinungen sowie das bleibende Vermächtnis seiner astronomischen Theorien beleuchten. Machen Sie sich bereit, die tiefgreifenden Auswirkungen von Avicennas kosmologischem Vermächtnis auf die Welt der Astronomie und darüber hinaus zu entdecken.

Avicennas Beiträge auf dem Gebiet der Astronomie

Avicennas bleibende Beiträge zur Astronomie gehen über die bloße Beobachtung hinaus; sein Vermächtnis hallt durch die Jahrhunderte hindurch und verkörpert eine harmonische Mischung aus akribischer Untersuchung und aufschlussreicher Interpretation. Avicenna, der sich mit Eifer in die Himmelswelt vertiefte, studierte akribisch die

Bewegungen der Himmelskörper und betonte dabei die Zusammenhänge des Universums. Seine Beobachtungsmethoden, die sich sowohl auf empirische Daten als auch auf theoretische Spekulationen stützten, legten den Grundstein für präzise astronomische Berechnungen und Vorhersagen.

In seinen bahnbrechenden Werken wie "Das Buch der Heilung" und "Der Kanon der Medizin" erläuterte Avicenna nicht nur komplexe astronomische Prinzipien, sondern verknüpfte sie auch mit umfassenderen philosophischen und metaphysischen Konzepten. Sein Ansatz in Bezug auf die Sternbilder war von einer einzigartigen Mischung aus symbolischer Interpretation und praktischem Nutzen durchdrungen, was sein vielschichtiges Verständnis des Kosmos verdeutlichte.

Avicennas astronomische Abhandlungen dienten als Leuchttürme des Wissens und wiesen den nachfolgenden Astronomen den Weg zu neuen Horizonten der Forschung. Persönlichkeiten wie Nasir al-Din al-Tusi und Johannes Kepler ließen sich von Avicennas Pionierarbeit inspirieren und bauten auf seinen Grundlagen auf, um die Astronomie in das moderne Zeitalter zu führen. So hallt Avicennas Einfluss durch die Annalen der Zeit und erhellt den Weg für aufstrebende Sterngucker und Gelehrte, die die Geheimnisse des Universums mit intellektuellem Elan und Neugier erforschen.

Avicennas Einfluss auf das Gebiet der Astronomie war tiefgreifend und zeichnete sich durch eine Mischung aus strenger Beobachtung, mathematischer Präzision und innovativen theoretischen Rahmenwerken aus. Er beobachtete die
Bewegungen von Himmelskörpern akribisch mit hochent-
wickelten Instrumenten wie dem Astrolabium, dem Quad-
ranten und den Visierrohren. Diese Instrumente ermöglichten es ihm, die Positionen von Sternen, Planeten und Stern-
bildern mit bemerkenswerter Genauigkeit zu kartieren, was
zu einem tieferen Verständnis des Kosmos beitrug.

Eine von Avicennas bemerkenswerten Errungenschaften
war seine Verfeinerung des ptolemäischen Modells des Universums, das die Erde in den Mittelpunkt stellte und eine
Reihe von konzentrischen Sphären vorsah, in denen sich die
Himmelskörper befanden. Avicennas Himmelstheorien
waren von aristotelischen Prinzipien beeinflusst und betonten die Vollkommenheit und Harmonie des Himmels. Seine
Arbeiten zur Himmelsmechanik und Kosmologie bildeten
die Grundlage für spätere Astronomen, darunter Koperni-
kus und Kepler, die auf seinen Ideen aufbauten und helio-
zentrische Modelle des Sonnensystems entwickelten.

Avicennas Vermächtnis in den astronomischen Studien
geht über seine Zeit hinaus, da seine Erkenntnisse die Entwicklung der wissenschaftlichen Forschung sowohl in der

islamischen als auch in der westlichen Welt beeinflussten. Sein ganzheitlicher Ansatz zur Erforschung des Himmels, der empirische Beobachtungen mit philosophischen Überlegungen verbindet, wurde zum Präzedenzfall für die interdisziplinäre Forschung in der Astronomie. Über Jahrhunderte hinweg haben sich Gelehrte von Avicennas innovativen Ideen und Methoden inspirieren lassen und seinen bleibenden Beitrag zu unserem Verständnis der Funktionsweise des Universums gewürdigt.

Verbindungen zwischen Astronomie und Metaphysik im Werk von Avicenna

Avicennas Kosmologie stellt eine tiefgreifende Integration von Astronomie und Metaphysik dar, in der er wissenschaftliche Beobachtung und philosophische Kontemplation auf komplexe Weise miteinander verknüpfte. In seinen Werken waren die Himmelserscheinungen nicht nur Studienobjekte, sondern auch Tore zu metaphysischen Wahrheiten, die die göttliche Ordnung des Universums symbolisierten. Avicennas Erforschung der Himmelskörper war eng mit seinen metaphysischen Ideen verwoben, wobei er nicht nur die physikalischen Bewegungen der Sterne und Planeten zu verstehen suchte, sondern auch ihre höhere Bedeutung im großen Plan der Existenz.

Durch philosophische Interpretationen erforschte Avicenna das Wesen der Himmelserscheinungen und betrachtete sie als Widerspiegelung tieferer metaphysischer Prinzipien. Seine astronomischen Theorien waren nicht nur empirische Beobachtungen, sondern spiegelten sein tiefes metaphysisches Verständnis der Existenz wider. Der Einfluss war wechselseitig: Seine metaphysischen Überlegungen leiteten seine astronomischen Beobachtungen und umgekehrt. Diese symbiotische Beziehung zwischen empirischen Daten und abstraktem Denken bereicherte Avicennas kosmologische Erkenntnisse und vermittelte eine ganzheitliche Sicht des Universums, in der wissenschaftliche Erkenntnisse und philosophische Betrachtungen harmonisch nebeneinander bestanden.

Bei der Betrachtung von Avicennas interdisziplinärem Ansatz in der Kosmologie kommt man nicht umhin, die Eleganz zu schätzen, mit der er die Kluft zwischen dem Empirischen und dem Abstrakten überbrückte. Sein Werk ist ein Zeugnis für die Schönheit, die entsteht, wenn man rigorose wissenschaftliche Forschung mit tiefgründiger philosophischer Reflexion verbindet. Durch Avicennas Linse wird der Kosmos nicht nur zu einer riesigen Fläche von Sternen und Planeten, sondern zu einer Leinwand, auf der sich das komplizierte Zusammenspiel von wissenschaftlicher Beobachtung und metaphysischer Betrachtung entfaltet und uns einlädt, über die tieferen Geheimnisse nachzudenken, die jenseits des sichtbaren Universums liegen.

Avicennas astronomische Konzepte waren eine harmonische Mischung aus Philosophie und beobachtender Astronomie, in der er nicht nur die physikalischen Bewegungen der Himmelskörper zu verstehen suchte, sondern auch die tiefere metaphysische Bedeutung, die sie hatten. Avicenna stützte sich zwar auf bestehende Modelle wie das ptolemäische System, führte aber auch neue Ideen ein, die das Verständnis des Kosmos erweiterten.

Im Mittelpunkt von Avicennas Kosmologie stand die Vorstellung von der himmlischen Sphäre, einem vollkommenen Reich jenseits der materiellen Welt, das die irdischen Ereignisse beeinflusst. Diese philosophische Herangehensweise an die Astronomie zeichnete sein Werk aus und hob es von rein empirischen Studien ab.

Avicennas Erkenntnisse wirkten über die Jahrhunderte hinweg und beeinflussten Gelehrte wie Ibn al-Shatir, dessen astronomische Theorien von Avicennas ganzheitlicher Sicht des Universums inspiriert waren. Im Westen begegnete man Avicennas astronomischen Theorien zunächst mit Skepsis, doch je mehr seine Werke übersetzt und studiert wurden, desto mehr Respekt gewannen sie für ihre Tiefe und Originalität.

Die anhaltende Wirkung von Avicennas astronomischem Werk zeigt sich darin, dass es die Neugierde und die weitere Erforschung der Geheimnisse des Kosmos weckte. Seine Integration von Philosophie und Astronomie legte den Grundstein für zukünftige Denker und prägte die Art und Weise, wie wir das Universum und unseren Platz darin wahrnehmen.

Das Vermächtnis der kosmologischen Erkenntnisse von Avicenna

Avicennas kosmologisches Vermächtnis ist ein Zeugnis seiner tiefgreifenden Begegnungen mit griechischen astronomischen Denkern, deren Wissen er nicht nur aufnahm, sondern auch erweiterte. Seine Auseinandersetzung mit den Werken von Ptolemäus und Aristoteles und anderen beeinflusste seine astronomischen Theorien nachhaltig. Avicennas Beiträge zum Verständnis des Sonnensystems waren bahnbrechend und umfassten sowohl Beobachtungen als auch theoretische Fortschritte. Seine Untersuchungen über die Natur der Himmelskörper und ihre Bewegungen legten den Grundstein für künftige astronomische Untersuchungen.

Eine von Avicennas bemerkenswerten Theorien drehte sich um die Leuchtkraft des Himmels, ein Konzept, das die vorherrschenden Vorstellungen seiner Zeit in Frage stellte und neue Wege zum Verständnis der Natur des Lichts und seiner Interaktion mit dem Kosmos eröffnete. Dieser innovative Ansatz in der Kosmologie fand in allen Kulturen Anklang und prägte die islamische und westliche Astronomie über Jahrhunderte hinweg. Avicennas Erkenntnisse bereicherten nicht nur das astronomische Wissen, sondern förderten auch einen Geist der Erforschung und intellektuellen Neugier, der geografische und zeitliche Grenzen überschritt.

Die anhaltende Wirkung von Avicennas Astronomie zeigt sich darin, dass seine Werke im zeitgenössischen astronomischen Diskurs weiterhin studiert und verehrt werden. Sein ganzheitlicher Ansatz für Himmelserscheinungen und sein Engagement für strenge Beobachtung inspirieren Astronomen und Philosophen gleichermaßen. Avicennas theoretisches Vermächtnis in der Astronomie dient als Leuchtturm intellektueller Errungenschaften und erinnert uns an die transformative Kraft von Neugier und kritischer Untersuchung bei der Entschlüsselung der Geheimnisse des Universums.

Alchemistische Allegorien

Tauchen Sie ein in die mystische Welt von Avicennas alchemistischem Streben, wo die Grenzen zwischen Wissenschaft und Spiritualität verschwimmen. Tauchen Sie ein in die Tiefen seiner einzigartigen philosophischen Ideen, die von der alten Kunst der Alchemie beeinflusst sind. Entdecken Sie die Symbolik, die in seine Texte eingewoben ist, und enträtseln Sie die Verflechtung von Metaphysik und alchemistischen Praktiken in Avicennas Zeit. Begleiten Sie uns auf dieser Erkundung von Avicennas umwälzendem Ansatz in der Alchemie und entdecken Sie den nachhaltigen Einfluss seiner Beiträge auf islamische und westliche Traditionen.

Avicennas Interesse an der Alchemie und ihren spirituellen Dimensionen

Avicennas Interesse an der Alchemie war nicht nur eine wissenschaftliche Neugierde, sondern eine tiefgreifende Erforschung der spirituellen Dimensionen dieser Kunst. Seine Beschäftigung mit der Alchemie ging über die Transmutation von Substanzen hinaus; sie umfasste eine Suche nach tieferen Bedeutungen und symbolischen Wahrheiten. In Avicennas Werken diente die alchemistische Symbolik als Sprache, um metaphysische Konzepte auszudrücken, und spiegelte seinen Glauben an die Verflechtung der materiellen und spirituellen Bereiche wider.

Durch seine alchemistischen Studien vertiefte sich Avicenna in die Symbolik alchemistischer Prozesse - wie Reinigung, Transformation und Synthese -, die er als Metaphern für die Reise der Seele zur Erleuchtung interpretierte. Diese symbolischen Darstellungen wurden mit seinen umfassenderen philosophischen Ideen verwoben und prägten sein Verständnis des Kosmos und des menschlichen Bewusstseins.

Avicennas einzigartiger Beitrag zur Alchemie bestand darin, dass er spirituelle Erkenntnisse mit praktischen Experimenten verband. Er betrachtete die Alchemie als eine Disziplin, die nicht nur auf die Transmutation der Elemente, sondern auch auf die Transformation des Selbst abzielte. Indem er spirituelle Symbolik mit alchemistischen Prozessen verband, wollte Avicenna universelle Wahrheiten aufdecken, die über die materielle Welt hinausgehen.

Die historischen Reaktionen auf Avicennas spirituelle und alchemistische Bestrebungen waren unterschiedlich. Während einige Zeitgenossen seine Abkehr von den traditionellen alchemistischen Praktiken kritisierten, lobten andere seinen innovativen Ansatz und seine tiefen Einsichten. Trotz unterschiedlicher Interpretationen ist es offensichtlich, dass Avicennas Erforschung der spirituellen Aspekte der Alchemie sein philosophisches Denken und sein bleibendes Vermächtnis tiefgreifend geprägt hat.

Avicennas Ansatz zur Alchemie befasste sich mit den komplizierten Beziehungen zwischen der natürlichen Welt, der Metaphysik und ethischen Überlegungen. In seinen berühmten alchemistischen Texten, insbesondere im "Buch des östlichen Quecksilbers", dokumentierte Avicenna akribisch eine Reihe von Experimenten, die darauf abzielten, unedle Metalle in kostbarere Substanzen wie Gold und Silber zu verwandeln. Diese Experimente basierten auf seinem tiefgreifenden Verständnis der Prinzipien der Alchemie und seinem umfassenden Wissen über die Eigenschaften verschiedener Substanzen.

Zu den wichtigsten Experimenten, die Avicenna durchführte, gehörten Prozesse wie Destillation, Kalzinierung und Sublimation, die seiner Meinung nach das Potenzial hatten, Metalle zu veredeln und umzuwandeln. Mit diesen Experimenten versuchte Avicenna nicht nur, die Geheimnisse der Transmutation zu lüften, sondern auch die den alchemistischen Prozessen zugrunde liegenden spirituellen Dimensionen zu erforschen.

Auf der Grundlage seiner Experimente gelangte Avicenna zu der tiefgreifenden Erkenntnis, dass alchemistische Umwandlungen nicht nur physikalischer Natur sind, sondern eng mit metaphysischen Prinzipien verknüpft sind. Er stellte die These auf, dass der Erfolg alchemistischer

Bemühungen nicht nur von der Manipulation der Materialien abhing, sondern auch von der Reinheit der Absicht und dem ethischen Verhalten des Alchemisten.

Avicennas Überlegungen zu den ethischen Aspekten der Alchemie betonten die Bedeutung von moralischer Integrität und spiritueller Reinheit bei der Ausübung der Alchemie. Er glaubte, dass ethisches Verhalten und ein aufrichtiges Streben nach Wahrheit wesentliche Bestandteile erfolgreicher alchemistischer Arbeit seien und unterstrich damit die Verflechtung von materiellem und spirituellem Bereich.

Die Auswirkungen von Avicennas Arbeit auf die Zukunft der alchemistischen Studien waren tiefgreifend und nachhaltig. Seine Betonung der Integration spiritueller und materieller Elemente in alchemistische Praktiken beeinflusste spätere Alchemisten und Philosophen, die versuchten, wissenschaftliche Untersuchungen mit metaphysischen Erkundungen zu verbinden. Avicennas ganzheitlicher Ansatz für die Alchemie inspiriert auch heute noch zeitgenössische Gelehrte dazu, die ethischen Dimensionen wissenschaftlicher Forschung und die Verflechtung der materiellen und spirituellen Welt in ihrem Streben nach Wissen und Transformation zu berücksichtigen.

Um Avicennas alchemistische Symbolik zu verstehen, muss man sich mit der komplizierten Beziehung befassen, die er zwischen Alchemie und Metaphysik herstellte. Avicenna, der für seine ganzheitliche Herangehensweise an das Wissen bekannt war, bezog metaphysische Konzepte nahtlos in seine alchemistischen Bestrebungen ein. Die Metaphysik, der Zweig der Philosophie, der die grundlegende Natur der Realität erforscht, diente Avicenna als Fundament, auf dem er seine alchemistische Philosophie aufbaute.

In diesem Rahmen erlangten Avicennas alchemistische Allegorien eine tiefgreifende Bedeutung, die über die rein physikalischen Umwandlungen von Substanzen hinausging und tiefere Wahrheiten über den Kosmos symbolisierte. Diese Allegorien waren nicht nur wörtliche Beschreibungen chemischer Prozesse, sondern vielmehr verschlüsselte Botschaften, die die Funktionsweise des Universums auf einer metaphysischen Ebene andeuteten.

Die symbolische Darstellung in Avicennas alchemistischen Werken diente einem doppelten Zweck. Einerseits stellte sie ein Mittel dar, um komplexe Ideen in einer leichter zugänglichen Form zu übermitteln, was ein tieferes Verständnis der komplizierten Beziehung zwischen der physischen und metaphysischen Welt ermöglichte. Auf einer anderen Ebene fungierten diese Symbole als Brücken zwischen dem

Greifbaren und dem Abstrakten und ermöglichten es Avicenna, die Verflechtung aller Dinge zu erforschen.

Durch seinen geschickten Einsatz von Symbolik und Metaphysik in der Alchemie überschritt Avicennas wissenschaftliches Denken die Grenzen des konventionellen Verständnisses und bot einen tieferen Einblick in die zugrunde liegenden Prinzipien, die das Universum bestimmen. Diese Integration von Symbolik und Metaphysik bereicherte nicht nur seine alchemistischen Bemühungen, sondern spiegelte auch seine visionäre Herangehensweise an Wissen und seine Fähigkeit wider, die verborgenen Wahrheiten zu enthüllen, die unsere Realität formen.

Alchemie als Weg zur spirituellen Erleuchtung in Avicennas Weltbild

Die Alchemie zur Zeit Avicennas, eingebettet in den reichen Wandteppich des islamischen Goldenen Zeitalters, war eine zusammengesetzte Praxis, die Elemente der Wissenschaft, der Philosophie und der Spiritualität vermischte. Avicenna, der von der esoterischen Natur der Alchemie begeistert war, beteiligte sich aktiv an ihrem Studium und erkannte die tiefgründigen Bedeutungen, die in alchemistischen Symbolen und Metaphern eingebettet waren. Über die physische Umwandlung von Substanzen hinaus sah Avicenna die Alchemie als eine symbolische Sprache, die metaphysische Wahrheiten über das Universum und die menschliche Psyche ansprach.

Innerhalb des philosophischen Rahmens von Avicenna diente die Alchemie als Mittel zur Erforschung der Verbindungen zwischen materieller Transformation und spiritueller Entwicklung. Seine Beschäftigung mit alchemistischen Konzepten vertiefte sich in die symbolische Reise der Reinigung und spirituellen Erleuchtung und betonte die transformativen Prozesse, die die innere Suche des Suchenden nach Selbstverwirklichung widerspiegelten.

Das bleibende Vermächtnis von Avicennas alchemistischen Theorien hallte durch die Annalen der Zeit und durchdrang die nachfolgenden alchemistischen Praktiken und Theorien. Seine Einsichten beeinflussten die Entwicklung der westlichen Alchemie und der esoterischen Traditionen, indem sie das ganzheitliche Zusammenspiel zwischen der physischen Welt und der spirituellen Sphäre betonten. Avicennas alchemistische Überlegungen haben nicht nur seine Zeit überdauert, sondern auch einen unauslöschlichen Einfluss auf die Entwicklung des alchemistischen Denkens ausgeübt und das Verständnis der mystischen und philosophischen Dimensionen dieser alten und rätselhaften Disziplin geformt.

Avicenna war eine Schlüsselfigur auf dem Gebiet der Alchemie, und seine Beiträge umfassten sowohl östliche als auch westliche Traditionen. In seinen umfangreichen alchemistischen Texten legte er verschlungene Symbole und Allegorien nieder und hinterließ einen reichen Wissensfundus. Avicennas alchemistische Werke beeinflussten nicht nur die islamischen alchemistischen Praktiken seiner Zeit, sondern spielten auch eine Rolle bei der Entwicklung der westlichen Alchemie.

Gelehrte haben heftige Debatten über die Nuancen von Avicennas alchemistischen Ideen geführt und sich mit seinen einzigartigen Ansichten über Transmutation, die Reinigung von Substanzen und die mystischen Elemente auseinandergesetzt, die in seinen Schriften verwoben sind. Seine Herangehensweise an die Alchemie war nicht nur praktisch, sondern zutiefst philosophisch und unterstrich ein tiefes Verständnis der natürlichen Welt und ihrer Transformationsprozesse.

Das alchemistische Vermächtnis von Avicenna hat in der heutigen Wissenschaftslandschaft Bestand und dient als Inspirationsquelle für Forscher und Wissenschaftler, die die zugrunde liegenden Prinzipien der Materieumwandlung aufdecken wollen. Seine ganzheitliche Sicht der Alchemie, die die Bereiche der Wissenschaft und der Metaphysik überbrückt, fesselt nach wie vor die Geister aller Disziplinen und bietet tiefe Einblicke in die Verflechtung des Physischen und des Geistigen. Wenn wir uns mit Avicennas alchemistischem Vermächtnis befassen, gewinnen wir ein tieferes Verständnis für die anhaltende Wirkung seiner visionären Beiträge zur Welt der Naturphilosophie.

VI. Zwischen Macht und Gelehrsamkeit

Gerichtliche Intrigen und intellektuelle Verfolgungsjagden

Die Komplexität von Politik und Gelehrsamkeit meistern: Avicennas komplizierter Tanz zwischen politischen und intellektuellen Bestrebungen, der die Herausforderungen und Triumphe des Gleichgewichts zwischen diesen beiden Welten erkundet.

Avicennas Engagement in politischen und gelehrten Kreisen

Avicennas Streifzug durch die Politik begann mit seiner Ernennung zum Hofarzt, eine Rolle, die ihm Zugang zu den Korridoren der Macht in verschiedenen Regionen verschaffte. Dieser frühe Kontakt führte schließlich dazu, dass er zum Wesir des Buyidenherrschers Schams al-Daula ernannt wurde, eine Position, die ihm eine bedeutende politische Plattform bot. Avicennas politische Positionen boten ihm die Möglichkeit, mit einer Vielzahl prominenter Gelehrter in Kontakt zu treten, darunter Abu Ubayd al-Juzjani und Bahmanyar. Dieser Austausch bereicherte sein intellektuelles Streben und machte ihn mit verschiedenen Perspektiven vertraut, die seine Arbeit beeinflussten.

Während seiner gesamten politischen Laufbahn verstand es Avicenna, seine Verwaltungsaufgaben mit seinen wissenschaftlichen Bemühungen in Einklang zu bringen. Trotz der Einschränkungen, die ihm durch seine politischen Aufgaben auferlegt wurden, leistete er weiterhin wesentliche Beiträge zu Bereichen wie Medizin, Philosophie und Wissenschaft. Das Zusammenspiel zwischen seinem politischen Engagement und seinen intellektuellen Bestrebungen erwies sich als wechselseitig bereichernd, da seine Interaktionen mit anderen Gelehrten und Herrschern seine Perspektiven erweiterten und neue Wege der Forschung eröffneten.

Während er sich in der komplexen Landschaft der politischen Macht zurechtfand, war Avicennas Arbeit ein Beweis für seine Fähigkeit, seine Rollen effektiv zu harmonisieren. Sein bleibendes Vermächtnis innerhalb der Gelehrtengemeinschaft ist ein Beweis für seine Unverwüstlichkeit und sein Engagement für den Fortschritt des Wissens trotz der Herausforderungen, denen er sich stellen musste. Avicennas politische Verstrickungen prägten nicht nur sein Werk, sondern hinterließen auch einen unauslöschlichen Eindruck auf den intellektuellen Diskurs seiner Zeit und beeinflussten Generationen von Gelehrten.

Avicennas Leben war geprägt von einem komplizierten Wechselspiel zwischen seinen wissenschaftlichen Aktivitäten und seinem Engagement in der politischen Landschaft seiner Zeit. Als prominente Persönlichkeit an verschiedenen Höfen sah er sich einem immensen Druck und Erwartungen ausgesetzt, die sich oft auf seine Zeit und Energie für akademische Bemühungen auswirkten. Die Anforderungen des höfischen Lebens mit seinen Ritualen, Intrigen und der Machtdynamik fügten dem ohnehin schon vollen Terminkalender Avicennas zweifellos noch eine zusätzliche Stressschicht hinzu.

Diese Doppelrolle isolierte Avicenna möglicherweise auch von der Gelehrtengemeinschaft. Während er sich mit anderen Intellektuellen und Gelehrten austauschte, schränkte seine Verantwortung in der politischen Sphäre möglicherweise seine direkte Interaktion und Zusammenarbeit mit anderen Denkern ein. Die Einmischung der Politik in seine wissenschaftliche Arbeit war wahrscheinlich eine ständige Herausforderung, die ihn dazu zwang, die Integrität seiner wissenschaftlichen Beiträge sorgfältig zu schützen.

In diesem empfindlichen Gleichgewicht musste Avicenna möglicherweise intellektuelle Opfer bringen, um den Anforderungen seiner politischen Rolle gerecht zu werden, indem er bestimmte wissenschaftliche Aktivitäten oder Projekte zurückstellte, um dringende politische Bedürfnisse zu erfüllen. Diese Dynamik wirft die Frage auf, inwieweit Avicenna seine wissenschaftlichen Ambitionen zugunsten der politischen Zweckmäßigkeit aufgeben musste.

Trotz dieser Herausforderungen gelang es Avicenna, sein intellektuelles Erbe inmitten der politischen Turbulenzen seiner Zeit zu bewahren und zu gestalten. Seine Fähigkeit, trotz der Ablenkungen und Zwänge des höfischen Lebens einen tiefgreifenden Einfluss auf verschiedene Wissensgebiete auszuüben, spricht für seine Widerstandsfähigkeit und sein Engagement für die Wissenschaft. Avicennas Vermächtnis zeugt daher von seiner Fähigkeit, die Komplexität von Macht und Wissen zu bewältigen, und hinterlässt einen bleibenden Eindruck sowohl in der islamischen als auch in der westlichen intellektuellen Tradition.

Einflussreiche Figuren in Avicennas höfischen Interaktionen

In dem komplizierten Geflecht der höfischen Interaktionen zur Zeit Avicennas wurde Emir Nuh ibn Mansur zu einer zentralen Figur im Leben des Universalgelehrten. Als Mäzen bot Nuh ibn Mansur Avicenna nicht nur finanzielle Stabilität, sondern bot ihm auch Plattformen für den

Gedankenaustausch mit anderen Intellektuellen und förderte so sein wissenschaftliches Streben. Der Einfluss des bedeutenden Philosophen Al-Farabi auf Avicenna erwies sich als transformativ, da Avicenna sich unter der Anleitung von Al-Farabi tiefer in die Metaphysik, Logik und Ethik vertiefte.

In den höfischen Kreisen führte Avicenna lebhafte Dialoge mit anderen Gelehrten, die den Austausch von Ideen aus unterschiedlichen Bereichen ermöglichten und sein eigenes Verständnis der verschiedenen Disziplinen bereicherten. Diese Interaktionen dienten als Schmelztiegel für intellektuelles Wachstum und prägten Avicennas ganzheitlichen Ansatz für Wissen.

Die Begegnungen mit politischen Persönlichkeiten am Hof machten Avicenna nicht nur mit den Bereichen Macht und Herrschaft vertraut, sondern regten auch zum Nachdenken über gesellschaftliche Strukturen und die Verantwortung von Herrschern an. Die Herrscher der Buyidendynastie mit ihrem unterschiedlichen Maß an Unterstützung und Zwängen hinterließen einen spürbaren Eindruck in Avicennas Werk und stellten ihn vor die Herausforderung, sich im Spannungsfeld zwischen wissenschaftlicher Exzellenz und politischen Realitäten zu bewegen. Im Wesentlichen waren Avicennas höfische Interaktionen nicht nur für die Gestaltung seiner Ideen, sondern auch für sein bleibendes

Vermächtnis als Philosoph, Arzt und Universalgelehrter von Bedeutung.

Auswirkungen der politischen Instabilität auf Avicennas wissenschaftliches Werk

Die politischen Unruhen in Avicennas Zeit warfen einen tiefen Schatten auf seine wissenschaftlichen Bemühungen und stellten seine Arbeit vor eine Reihe von gewaltigen Herausforderungen. Die sich ständig verändernde politische Landschaft störte oft das ruhige Streben nach Wissen und schuf ein turbulentes Umfeld, das Avicennas wissenschaftliche Produktivität auf die Probe stellte. Trotz dieser Hindernisse zeigte sich Avicennas Widerstandsfähigkeit, denn er machte mit unerschütterlicher Entschlossenheit weiter, unbeirrt von dem Chaos, das ihn umgab. Seine Fähigkeit, solch turbulente Zeiten zu überstehen und seine wissenschaftlichen Aktivitäten aufrechtzuerhalten, zeugt von seinem unerschütterlichen Engagement für intellektuelle Ziele.

Die politische Instabilität seiner Zeit beeinflusste Avicennas philosophische Ansichten zutiefst und veranlasste ihn, sich mit tiefgreifenden Fragen zu Machtdynamik und Regierungsführung auseinanderzusetzen. Diese Turbulenzen hinterließen auch unauslöschliche Spuren in seinen medizinischen Studien und Praktiken, denn die Notwendigkeit, sich an die veränderten Umstände anzupassen, trieb ihn zu Innovationen und zur Entwicklung bahnbrechender medizinischer Theorien und Behandlungen.

Darüber hinaus diente die Verflechtung von politischen Unruhen und Gelehrsamkeit in Avicennas Leben als Katalysator für wissenschaftliche Innovationen, die ihn dazu brachten, neue Grenzen zu erforschen und die Grenzen des Wissens zu erweitern. Dank seiner Widerstandsfähigkeit und seines unerschütterlichen Engagements überwand Avicenna nicht nur die Herausforderungen der politischen Instabilität, sondern blühte auch auf und hinterließ ein bleibendes Vermächtnis in den Bereichen Philosophie, Medizin und Wissenschaft.

Überlegungen dazu, wie die Machtdynamik Avicennas Entscheidungen beeinflusste

Avicennas intellektuelles Streben war eng mit der komplexen politischen Landschaft seiner Zeit verwoben. Er wurde in der turbulenten Ära des islamischen Goldenen Zeitalters geboren und befand sich an der Schnittstelle von Machtdynamik und wissenschaftlichem Streben. Die soziale Hierarchie spielte eine entscheidende Rolle bei der Förderung von Avicennas Wissensdurst, indem sie ihm Zugang zu Ressourcen und Bildung verschaffte, ihm aber auch Erwartungen und Einschränkungen seiner akademischen Freiheit auferlegte.

Der Einfluss der politischen Instabilität auf Avicennas wissenschaftliche Arbeit war tiefgreifend. Obwohl er mit

Unterbrechungen und Ungewissheiten konfrontiert war, trieb der Aufruhr der Zeit sein Streben nach Verständnis und Innovation an. Das empfindliche Gleichgewicht zwischen seiner intellektuellen Autonomie und den Anforderungen der Gerichte, denen er diente, stellte eine ständige Herausforderung dar. Dieser Konflikt zwischen persönlichem Streben nach Wahrheit und äußeren Erwartungen prägte nicht nur seine wissenschaftliche Arbeit, sondern auch seine philosophische Einstellung.

Diese Erfahrungen wirkten sich nicht nur auf die akademische Welt aus, sondern auch auf Avicennas Privatleben und sein geistiges Wohlbefinden. Das Navigieren durch die Machtdynamik seiner Zeit stellte seine Widerstandsfähigkeit und seinen Einfallsreichtum auf die Probe und hinterließ einen bleibenden Eindruck auf seinen Charakter und sein Werk. Diese Kämpfe und Triumphe vor dem Hintergrund politischer Verwicklungen definierten Avicennas Vermächtnis als Denker, der den komplizierten Tanz zwischen Macht, Wissen und persönlicher Integrität verstand.

Diplomatie und Streitigkeiten

Eine Reise durch das facettenreiche Leben von Avicenna enthüllt ein Gemälde voller Kontroversen, Widersprüche und Konfrontationen. Wenn man sich mit dem komplizierten Geflecht seiner diplomatischen Verpflichtungen befasst, beginnt man, die Fäden seiner philosophischen, medizinischen und politischen Auseinandersetzungen zu entwirren. Während wir durch die turbulenten Gewässer von Avicennas Kritikern und die Entwicklung seines Denkens als Reaktion auf die Opposition navigieren, werden wir mit dem bleibenden Vermächtnis seines intellektuellen Diskurses und seiner Debatte konfrontiert. Erforschen Sie mit uns die Auswirkungen von Avicennas kontroversen Positionen auf die Freiheit der Gelehrten, die Wissensproduktion und die Bildungssysteme und entdecken Sie den tiefgreifenden Einfluss seines eklektischen Ansatzes auf interdisziplinäre Auseinandersetzungen. Durch die Brille seiner diplomatischen Bemühungen werden wir die tiefgreifenden Lehren und das bleibende Vermächtnis von Avicennas Streitigkeiten aufdecken.

Avicennas Rolle bei diplomatischen Missionen und Verhandlungen

Avicennas Ausflug in die Diplomatie markierte einen bedeutenden Wendepunkt in seiner vielschichtigen Karriere. Zunächst durch seine Ernennung zum Wesir durch verschiedene Herrscher in die politische Arena gedrängt, nahm Avicenna schnell an wichtigen diplomatischen Missionen teil, die sein geschicktes Verhandlungsgeschick und seinen strategischen Scharfsinn unter Beweis stellten. Ein entscheidendes Beispiel war seine Rolle bei der Schlichtung des komplexen Streits zwischen den mächtigen Buyid-Herrschern in Persien, bei der er seine Fähigkeit unter Beweis stellte, sich in komplizierten Situationen zurechtzufinden und effektiv Frieden zu vermitteln.

Als Gesandter, der zwischen den Emiren in Hamadan und dem abbasidischen Kalifen in Bagdad pendelte, spielte Avicenna eine entscheidende Rolle bei der Förderung des Dialogs, der Lösung von Konflikten und der Stärkung von Allianzen in der islamischen Welt. Seine diplomatischen Bemühungen erforderten nicht nur geschicktes politisches Manövrieren, sondern auch ein nuanciertes Verständnis der verschiedenen Kulturen und Machtdynamiken - eine Herausforderung, die Avicenna mit seiner charakteristischen Mischung aus intellektuellem Scharfsinn und pragmatischer Weisheit annahm.

Während seine diplomatischen Engagements zweifellos eine beträchtliche Menge an Zeit und Energie in Anspruch nahmen und ihn zeitweise von seiner wissenschaftlichen Arbeit ablenkten, verschafften sie ihm auch aus erster Hand Einblicke in die komplizierte Funktionsweise politischer Systeme. Diese Erfahrungen haben seine Herangehensweise an Problemlösungen und Entscheidungsfindungen grundlegend geprägt und die Richtung seiner akademischen Arbeit beeinflusst und sie mit einer praktischen, realitätsnahen Sensibilität versehen.

Im zeitgenössischen Kontext sind Avicennas diplomatische Bemühungen ein Zeugnis für die anhaltende Bedeutung der Diplomatie bei der Förderung eines konstruktiven Dialogs, der Lösung von Konflikten und der Förderung der Zusammenarbeit auf globaler Ebene. Sein Vermächtnis ist eine zeitlose Erinnerung an die Verflechtung von Politik und intellektuellem Streben und unterstreicht die zentrale Rolle der Diplomatie bei der Gestaltung einer harmonischeren und vernetzten Welt.

Konflikte und Kontroversen um Avicennas Ideen und Handlungen

Avicenna, der brillante Universalgelehrte des Goldenen Zeitalters des Islams, war während seiner glanzvollen Karriere nicht gegen Kontroversen gefeit. Seine philosophischen Widersprüche rührten von seinen bahnbrechenden Ideen her, die oft die etablierten Normen seiner Zeit in Frage stellten. Avicennas philosophische Werke befassten sich mit Metaphysik, Ethik und Logik und lösten Debatten aus, die traditionelle Überzeugungen in Frage stellten und die Grenzen des intellektuellen Diskurses erweiterten.

Auf dem Gebiet der Medizin wurde Avicenna wegen seiner unorthodoxen Methoden und innovativen Entdeckungen kritisch beäugt. Seine monumentalen medizinischen Texte, darunter der Kanon der Medizin, revolutionierten die

Praxis der Heilung und legten den Grundstein für moderne medizinische Prinzipien. Seine Gegner und Zeitgenossen diskutierten jedoch häufig über die Wirksamkeit und Gültigkeit seiner Ansätze, was zu anhaltenden Kontroversen innerhalb der medizinischen Gemeinschaft führte.

Auf politischer Ebene verkomplizierten Avicennas Verwicklung in Hofintrigen und seine Beziehungen zu den Herrschern sein Vermächtnis zusätzlich. Als vertrauenswürdiger Berater und Praktiker verschiedener Herrscher schaffte er das heikle Gleichgewicht zwischen intellektuellem Streben und politischer Macht, wobei er oft in strittige Situationen verwickelt wurde.

Darüber hinaus zeigten Avicennas interdisziplinäre Auseinandersetzungen die Spannungen zwischen traditionellem Wissen und seinem bahnbrechenden interdisziplinären Ansatz auf. Durch die Integration verschiedener Bereiche wie Philosophie, Medizin und Astronomie provozierte Avicenna Auseinandersetzungen mit Gelehrten, die sich streng an die konventionellen disziplinären Grenzen hielten.

Trotz der Konflikte, die ihn umgaben, haben Avicennas intellektueller Mut und sein unerschütterliches Engagement für den Fortschritt des Wissens einen unauslöschlichen Eindruck in der Geschichte hinterlassen. Die Kontroversen, mit denen er konfrontiert war, spiegeln das komplexe Zusammenspiel zwischen Tradition und Innovation, Autorität und Dissens wider und werfen ein Licht auf die anhaltende

Wirkung intellektueller Auseinandersetzungen bei der Gestaltung unseres Weltverständnisses.

Avicenna, eine herausragende Persönlichkeit des Goldenen Zeitalters des Islam, wurde von seinen Zeitgenossen sowohl bewundert als auch kritisiert. Trotz seines großen Einflusses auf Medizin, Philosophie und verschiedene wissenschaftliche Disziplinen war Avicennas Arbeit nicht immun gegen Hinterfragung. Kritiker stellten oft in Frage, dass er sich auf griechische und persische Quellen stützte und zweifelten die Originalität und Authentizität seiner Ideen an.

Als Reaktion auf diese Kritik verteidigte Avicenna seine Methodik mit Bedacht und Nachdruck. Er betonte den Wert der Synthese verschiedener philosophischer Traditionen und argumentierte, dass ein solcher Ansatz den intellektuellen Diskurs bereichere und Innovationen ermögliche. Avicennas dokumentierte Antworten offenbarten ein tiefes Bekenntnis zu rationaler Forschung und die Bereitschaft zum Dialog mit seinen Gegnern.

Die Opposition, mit der Avicenna konfrontiert war, spielte eine entscheidende Rolle für seine intellektuelle Entwicklung. Sie veranlasste ihn, seine Argumente zu verfeinern und zu stärken, was zu einer nuancierten Entwicklung seines Denkens führte. Avicenna schreckte nicht vor Kritik zurück, sondern nahm sie als Katalysator für intellektuelles Wachstum und Selbstverbesserung an.

Der Einfluss dieser Kritiken ist in Avicennas Werken deutlich zu erkennen, wo man die Auswirkungen seiner Auseinandersetzung mit gegensätzlichen Standpunkten nachvollziehen kann. Sein Vermächtnis im intellektuellen Diskurs und in der Debatte ist tiefgreifend, da er die Tugenden der Aufgeschlossenheit, des kritischen Denkens und des konstruktiven Gedankenaustauschs vorlebte. Avicennas Bereitschaft, sich mit Kritik auseinanderzusetzen, bereicherte nicht nur seine eigene Wissenschaft, sondern setzte auch einen hohen Standard für künftige Generationen von Denkern.

Lehren aus Avicennas Umgang mit geistigen Streitigkeiten

Avicennas diplomatisches Engagement in intellektuellen Auseinandersetzungen war Ausdruck seines tiefen Respekts für unterschiedliche Ideen und seines Ansatzes, unterschiedliche Perspektiven zu verstehen. Wenn er mit Meinungsverschiedenheiten konfrontiert wurde, bewies Avicenna eine ausgeprägte Fähigkeit, strittige Fragen mit Anmut und intellektueller Strenge zu bewältigen. Anstatt sich vor Kontroversen zu scheuen, beteiligte er sich aktiv an wissenschaftlichen Debatten und betrachtete sie als Gelegenheit für intellektuelles Wachstum und die Verfeinerung seiner eigenen Argumente.

Seine Herangehensweise an intellektuelle Auseinandersetzungen zeichnete sich durch ein tiefes Verständnis für die Komplexität von Ideen und ein Engagement für die Suche nach der Wahrheit inmitten von Meinungsverschiedenheiten aus. Avicennas Bereitschaft, konventionelle Weisheiten in Frage zu stellen und sich auf anregende Diskussionen einzulassen, prägte nicht nur sein eigenes Werk, sondern beeinflusste auch die breitere intellektuelle Landschaft seiner Zeit.

In seinen Auseinandersetzungen zeigte Avicenna einen tief verwurzelten Respekt für die Vielfalt der Ideen und Perspektiven und erkannte, dass intellektueller Fortschritt oft aus dem Aufeinandertreffen unterschiedlicher Meinungen entsteht. Indem er abweichende Ansichten akzeptierte und sich mit ihnen auseinandersetzte, konnte er seine eigene Wissenschaft bereichern und wertvolle Erkenntnisse zu verschiedenen Bereichen beitragen.

Die Lehren aus Avicennas Auseinandersetzungen zeigen, wie wichtig es ist, Offenheit, intellektuelle Demut und die Bereitschaft zu einem konstruktiven Dialog zu bewahren, selbst wenn es zu Meinungsverschiedenheiten kommt. Sein Vermächtnis dient als Erinnerung an den bleibenden Wert einer respektvollen Auseinandersetzung mit unterschiedlichen Ideen im Streben nach Wissen und Wahrheit.

Avicennas Fähigkeit, seine intellektuelle Autonomie in politisch sensiblen Kontexten auszuhandeln, veranschaulicht sein Engagement für die Freiheit der Gelehrten. Trotz des schwierigen politischen Klimas gelang es ihm, seine philosophischen Ziele mit diplomatischen Verpflichtungen in Einklang zu bringen und so seine intellektuelle Integrität zu bewahren.

Das komplizierte Zusammenspiel zwischen Politik und Wissensproduktion prägte Avicennas wissenschaftliche Arbeit, da seine politischen Verstrickungen die thematische Untermauerung und Verbreitung seiner Ideen beeinflussten. Sein strategisches Navigieren in der politischen Landschaft ermöglichte es ihm, einen bedeutenden Beitrag zum Fortschritt des Denkens während des islamischen Goldenen Zeitalters zu leisten.

Über seine Heimat Persien hinaus trug Avicennas Rolle als Wissensvermittler entscheidend dazu bei, intellektuelle Entwicklungen über Grenzen hinweg zu verbreiten. Durch seine Schriften und Lehren förderte Avicenna einen globalen Austausch von Ideen, der kulturelle und geografische Grenzen überwand.

Avicennas diplomatische Erfahrungen wirkten sich nicht nur auf seine persönliche Entwicklung aus, sondern hatten auch einen nachhaltigen Einfluss auf die Bildungssysteme seiner Zeit. Sein diplomatisches Geschick prägte die institutionellen Bildungspraktiken und förderte ein Umfeld, das der intellektuellen Erforschung und Innovation förderlich war.

Avicenna verfolgte einen interdisziplinären Ansatz und integrierte gekonnt Erkenntnisse aus verschiedenen Bereichen in seinen philosophischen Diskurs. Sein diplomatisches Engagement erleichterte die gegenseitige Befruchtung von Ideen und bereicherte seinen philosophischen Rahmen mit verschiedenen Perspektiven und Wissensströmen.

Das bleibende Vermächtnis von Avicennas diplomatischen Bemühungen hallt in der modernen Wissenschaft weiter nach. Sein geschickter Umgang mit politischen Verwicklungen und sein Engagement für wissenschaftliche Integrität dienen als Vorbild für die Navigation an der Schnittstelle zwischen Politik und Wissensproduktion und inspirieren zeitgenössische Forscher, die Grundsätze der intellektuellen Autonomie und akademischen Freiheit zu wahren.

VII. Das Vermächtnis des Meisters

Westliche Rezeption von Avicenna

Begeben Sie sich auf eine Reise durch die komplizierte Welt der Übersetzung und lernen Sie die Methoden und Herausforderungen kennen, mit denen diejenigen konfrontiert waren, die Avicennas tiefgründige Werke ins mittelalterliche Europa brachten. Entdecken Sie die zentrale Rolle, die die Übersetzer bei der Verbreitung von Avicennas Lehren spielten, und erforschen Sie den nachhaltigen Einfluss, den sie auf die europäischen Gelehrten hatten. Entschlüsseln Sie mit uns die soziopolitischen Faktoren, die die Rezeption von Avicennas Werken im Westen prägten, und denken Sie über das bleibende Vermächtnis nach, das dieser einflussreiche Denker im europäischen Denken hinterlassen hat. Tauchen Sie ein in die Welt der Einführung von Avicenna in den westlichen Kanon und werden Sie Zeuge des tiefgreifenden Einflusses, den er auf Thomas von Aquin, die Scholastik, die Medizin und den Rationalismus hatte. Wir laden Sie ein, durch die Linse der unterschiedlichen Interpretationen und kontrastierenden Perspektiven die reiche Palette von Avicennas Einfluss auf die westliche Wissenschaft zu erkunden, von der Philosophie über die Wissenschaft bis hin zur Medizin und darüber hinaus.

Übersetzer spielten im mittelalterlichen Europa eine wichtige Rolle bei der Verbreitung der Werke von Avicenna und standen vor der großen Herausforderung, komplizierte Konzepte aus dem Arabischen ins Lateinische zu übertragen. Diese Gelehrten mussten sprachliche Unterschiede, kulturelle Nuancen und die schiere Komplexität von Avicennas Schriften überwinden, um eine getreue Wiedergabe seiner Ideen zu gewährleisten. Trotz dieser Hürden trugen ihre Bemühungen dazu bei, Avicennas bahnbrechende Gedanken einem wissenshungrigen und intellektuell anregenden europäischen Publikum nahezubringen.

Zu den prominenten europäischen Gelehrten, die stark von Avicenna beeinflusst wurden, gehören Persönlichkeiten wie Albertus Magnus, Roger Bacon und Thomas von Aquin. Diese Denker integrierten Avicennas Lehren in ihre eigenen philosophischen und wissenschaftlichen Untersuchungen und veränderten die intellektuelle Landschaft Europas auf tiefgreifende Weise. Avicennas Werke, insbesondere "Der Kanon der Medizin" und "Das Buch der Heilung", dienten als Eckpfeiler für Fortschritte in der Medizin, Metaphysik, Ethik und Logik in Europa und legten den Grundstein für zukünftige Entwicklungen in diesen Bereichen.

Auch soziopolitische Faktoren spielten bei der Verbreitung von Avicennas Werken in Europa eine entscheidende Rolle. Zeiten des kulturellen Austauschs, wie etwa während der Kreuzzüge, und die von der Übersetzerschule von Toledo ausgehenden Übersetzungsbewegungen erleichterten die Verbreitung von Avicennas Ideen. Umgekehrt haben Konflikte und religiöse Spannungen diesen Prozess manchmal behindert und der Rezeption von Avicennas Werk in bestimmten europäischen Regionen Steine in den Weg gelegt. Trotz dieser Herausforderungen zeigt sich Avicennas nachhaltiger Einfluss in Europa in der dauerhaften Integration seiner Ideen in die westliche Wissenschaft, die den Weg des europäischen Denkens für die kommenden Jahrhunderte prägte.

Der Einfluss von Avicenna auf westliche Philosophen und Gelehrte

Avicennas Aufnahme in den westlichen Kanon war ein transformatives Ereignis, das verschiedene Bereiche des westlichen Denkens tiefgreifend beeinflusste. Seine Werke beeinflussten nicht nur die östliche Gelehrsamkeit, sondern fanden auch im Westen ein aufgeschlossenes Publikum, wo sie einen bleibenden Eindruck hinterließen. Eine der prominentesten Persönlichkeiten, die von Avicenna beeinflusst wurden, war Thomas von Aquin, eine herausragende Persönlichkeit der christlichen Theologie und Philosophie. Thomas von Aquin integrierte Avicennas philosophische

Konzepte, insbesondere seine Ansichten zur Metaphysik und Erkenntnistheorie, in seine Summa Theologica und bereicherte damit die intellektuelle Landschaft des Mittelalters.

Avicennas Einfluss auf die Scholastik war aufgrund seiner Betonung von Vernunft und Logik, die mit dem Bestreben der scholastischen Tradition, Glauben und Vernunft in Einklang zu bringen, übereinstimmte, erheblich. Seine philosophischen Ideen, wie z. B. die Unterscheidung zwischen Wesen und Existenz, wurden für die Gestaltung des scholastischen Denkens von zentraler Bedeutung.

Im Bereich der Medizin war Avicennas Einfluss im Westen tiefgreifend. Sein monumentales Werk "Der Kanon der Medizin" war jahrhundertelang ein medizinischer Standardtext an europäischen Universitäten und prägte die medizinische Ausbildung und Praxis. Avicennas Betonung der Beobachtung, des Experimentierens und der systematischen Kategorisierung von Krankheiten revolutionierte das westliche medizinische Verständnis.

Darüber hinaus fanden Avicennas Ideen zur rationalen Untersuchung und logischen Argumentation bei westlichen rationalistischen Denkern Anklang. Descartes, Spinoza und andere Rationalisten fanden Gemeinsamkeiten mit Avicennas Betonung des Primats der Vernunft und des Strebens nach Wissen durch logische Methoden. Avicennas ganzheitlicher Wissensansatz und die universelle Anwendung der Vernunft inspirieren und beeinflussen die westliche Philosophie und die wissenschaftliche Forschung bis zum heutigen Tag.

Vergleich zwischen östlichen und westlichen Interpretationen der Ideen von Avicenna

Die unterschiedlichen Interpretationen in Avicennas Werken spiegeln seinen vielschichtigen Ansatz wider, der seine philosophische Perspektive, sein medizinisches Verständnis, seinen wissenschaftlichen Ansatz und seinen religiösen Einfluss nahtlos miteinander verbindet. Avicennas philosophische Haltung, die tief in der aristotelischen Tradition verwurzelt ist, aber auch bedeutende Beiträge und Abweichungen aufweist, prägt sein gesamtes Werk. Seine philosophische Sichtweise färbt auf sein medizinisches Verständnis ab, was sich in seiner Betonung des ganzheitlichen Charakters der Gesundheit und der Verflechtung von Geist und Körper zeigt - eine Abkehr von den eher kompartimentierten Ansichten seiner Zeit.

In seinem wissenschaftlichen Streben verbindet Avicenna empirische Beobachtung mit rationaler Untersuchung und synthetisiert diese Ansätze, um ein umfassendes Verständnis der natürlichen Welt zu schaffen. Diese besondere Mischung ermöglicht es ihm, Phänomene jenseits der bloßen Oberfläche der Beobachtung zu erforschen und die zugrunde liegenden Prinzipien und Mechanismen zu ergründen.

Avicennas religiöser Einfluss zeigt sich in seinen ethischen Überlegungen und kosmologischen Ansichten, in denen er versucht, die Vernunft mit der Offenbarung zu versöhnen und die Stränge des Glaubens und des Intellekts miteinander zu verweben. Durch diese Integration von religiösem und philosophischem Denken entsteht ein reichhaltiger Ideenteppich, der sich über enge Kategorisierungen hinwegsetzt.

Die unterschiedlichen Interpretationen in Avicennas Werken zeugen nicht nur von seiner intellektuellen Tiefe, sondern auch von seiner Fähigkeit, verschiedene Disziplinen zu verbinden. Sein übergreifender Einfluss liegt in seinem ganzheitlichen Ansatz, der die Verflechtung von Philosophie, Medizin, Wissenschaft und Religion verdeutlicht. Avicennas Vermächtnis inspiriert Gelehrte weiterhin dazu, die Überschneidungen zwischen diesen Bereichen zu erforschen, und bietet zeitlose Lehren über die Harmonie von Wissen und Weisheit.

Das Vermächtnis von Avicennas Einfluss auf die europäische Geistesgeschichte

Avicennas Einfluss auf die Scholastik war tiefgreifend, insbesondere durch seine Integration des aristotelischen

Denkens in die christliche Lehre. Indem er diese scheinbar disparaten Ideologien miteinander verband, leitete er eine Synthese ein, die die mittelalterliche europäische Philosophie prägen sollte. Die Übersetzungsbewegung des 12. Jahrhunderts spielte eine entscheidende Rolle bei der Verbreitung von Avicennas Werken in ganz Europa, machte westliche Gelehrte mit seinen revolutionären Ideen bekannt und veranlasste eine Neubewertung etablierter Glaubensvorstellungen.

Avicennas "Kanon der Medizin" war an den europäischen Universitäten ein bahnbrechender Text, der die medizinische Praxis und Ausbildung über Jahrhunderte hinweg leitete. Seine systematische Herangehensweise an medizinisches Wissen und seine Betonung der Beobachtung legten den Grundstein für die moderne medizinische Wissenschaft. Frühe Wissenschaftler wie Roger Bacon und Thomas von Aquin wurden von Avicennas ganzheitlichem Wissensansatz tiefgreifend beeinflusst und integrierten seine Prinzipien in ihre eigene bahnbrechende Arbeit.

In der Renaissance fanden Avicennas Ideen weiterhin Anklang, insbesondere in metaphysischen Untersuchungen und Diskussionen über die Natur des Geistes. Sein "Argument aus der Kontingenz" für die Existenz Gottes löste tiefes philosophisches Nachdenken aus und regte weitere Debatten in theologischen Kreisen an. Avicennas bleibendes Vermächtnis in philosophischen und wissenschaftlichen Bereichen unterstreicht seine zentrale Rolle bei der

Gestaltung der intellektuellen Landschaft in Europa und darüber hinaus.

Der Einfluss von Avicenna auf die westliche Wissenschaft:

Avicenna, auch bekannt als Ibn Sina, beeinflusste die europäischen Gelehrten des Mittelalters durch seine umfangreichen Beiträge zu verschiedenen Disziplinen, insbesondere der Medizin und der Philosophie, zutiefst. Während des Mittelalters wurden Avicennas Schriften, darunter seine einflussreiche medizinische Enzyklopädie, der Kanon der Medizin, ins Lateinische übersetzt und wurden zu wichtigen Texten für europäische Gelehrte. Sein systematischer Ansatz in der Medizin, der den Schwerpunkt auf Beobachtung, Diagnose und Behandlung legte, revolutionierte die medizinische Praxis im Westen und legte den Grundstein für die wissenschaftliche Methode.

Auf dem Gebiet der Philosophie haben Avicennas metaphysische Ideen, wie etwa seine Unterscheidung zwischen Wesen und Existenz, das westliche Denken maßgeblich beeinflusst. Seine Arbeiten zur Logik und Metaphysik führten neue Konzepte und Methoden ein, die bei bekannten mittelalterlichen Philosophen wie Thomas von Aquin Anklang fanden. Avicennas philosophische Konzepte, insbesondere seine Argumente für die Existenz Gottes und seine Theorien über die Seele, beeinflussen weiterhin die zeitgenössische westliche Philosophie und lösen Debatten über Bewusstsein, Ethik und die Natur der Realität aus.

Trotz der Fortschritte in den modernen westlichen wissenschaftlichen Prinzipien bleibt Avicennas ganzheitlicher und interdisziplinärer Ansatz für das Wissen relevant. Seine Betonung der Verflechtung verschiedener Bereiche und der Integration von Beobachtung und Schlussfolgerung dient als Vorbild für die heutige Wissenschaft. Das bleibende Vermächtnis von Avicenna liegt in seiner Fähigkeit, die Grenzen zwischen den Disziplinen zu überwinden, und bietet ein zeitloses Beispiel dafür, wie Wissen und Weisheit nicht nur eine Ära, sondern auch kommende Generationen prägen können.

Islamische intellektuelle Tradition

Eine Reise durch die von Avicenna geprägte intellektuelle Landschaft enthüllt ein reiches Geflecht unterschiedlicher Interpretationen, tiefgreifender Einsichten und anhaltenden Einflusses. Von den ersten Reaktionen auf seine bahnbrechenden Werke bis zum Wiederaufleben des Interesses in der Neuzeit ist Avicennas Einfluss auf den islamischen philosophischen und medizinischen Diskurs nach wie vor spürbar. Dieser Abschnitt befasst sich mit Avicennas Rolle bei den wissenschaftlichen Fortschritten im Mittelalter, mit der Weiterführung seiner philosophischen Lehren durch seine Anhänger und mit seinem bleibenden Vermächtnis in verschiedenen Disziplinen. Erforschen Sie mit uns das intellektuelle Vermächtnis von Avicenna und seine zeitlose Bedeutung für das zeitgenössische islamische Denken.

Die Rezeption von Avicenna in der islamischen Welt nach seinem Tod

Die islamischen Gelehrten haben Avicennas Werke in einem dynamischen Prozess interpretiert, was zu einem reichhaltigen Geflecht unterschiedlicher Perspektiven innerhalb der islamischen intellektuellen Tradition geführt hat. Als seine Schriften erstmals veröffentlicht wurden, waren die Reaktionen unter den Gelehrten sehr unterschiedlich: Einige begrüßten seine Ideen als bahnbrechend, andere kritisierten sie, weil sie von den etablierten Normen abwichen. Avicennas Werke, die in verschiedene Sprachen übersetzt wurden, fanden in der gesamten islamischen Welt weite Verbreitung und förderten die intellektuelle Forschung und Debatte.

Sein Einfluss auf den islamischen philosophischen und medizinischen Diskurs kann nicht unterschätzt werden. Avicennas umfassendes philosophisches System, das aristotelisches Denken mit neuplatonischen Konzepten verband, formte die islamische Metaphysik und Ethik neu. In der Medizin revolutionierte sein Kanon der Medizin das Fachgebiet und wurde in Europa über Jahrhunderte hinweg zu einem medizinischen Standardlehrbuch.

In der Neuzeit hat das Interesse an Avicennas Werken wieder zugenommen, insbesondere im Bereich der islamischen Philosophie und der medizinischen Wissenschaft. Sowohl Gelehrte als auch Praktiker haben sich von seinen Erkenntnissen inspirieren lassen und die anhaltende Relevanz seiner Ideen erkannt. Avicennas Einfluss durchdringt weiterhin das zeitgenössische islamische Denken, schlägt eine Brücke zwischen Vergangenheit und Gegenwart und bereichert den philosophischen und medizinischen Diskurs in der islamischen Welt.

Fortführung des Erbes von Avicenna in der islamischen Philosophie und Wissenschaft

Avicennas Einfluss auf die islamische Wissenschaft des Mittelalters war tiefgreifend und weitreichend. Als Universalgelehrter leistete er bedeutende Beiträge zu verschiedenen wissenschaftlichen Disziplinen und hinterließ ein dauerhaftes Vermächtnis, das nicht nur seine Zeitgenossen, sondern auch spätere Generationen beeinflusste. Avicennas Werke in der Medizin, wie der Kanon der Medizin, revolutionierten das Fachgebiet mit seinem systematischen Ansatz für Diagnose, Behandlung und Pharmakologie. Seine Betonung der Beobachtung, des Experimentierens und der Wichtigkeit, den menschlichen Körper zu verstehen, legte den Grundstein für die moderne medizinische Praxis.

Im Bereich der Philosophie hat Avicenna mit seinen Lehren über Metaphysik, Ethik und Logik das islamische Denken geprägt und einen Rahmen für den intellektuellen Diskurs geschaffen. Seine Synthese der aristotelischen Philosophie mit der islamischen Theologie in Werken wie "Das Buch der Heilung" und "Das Buch der Erlösung" hatte einen tiefgreifenden Einfluss auf die islamische Philosophie und ebnete den Weg für weitere Entwicklungen auf diesem Gebiet.

Die Bewahrung und Auslegung von Avicennas Werken war entscheidend für die Kontinuität des wissenschaftlichen Fortschritts in der islamischen Welt. Durch Übersetzungen und Kommentare wurden seine Ideen kulturübergreifend verbreitet und beeinflussten nicht nur islamische Gelehrte, sondern auch spätere europäische Denker in der Renaissance.

Avicennas philosophische Lehren, die für ihren Rationalismus und ihren systematischen Ansatz bekannt sind, fanden in der islamischen Wissenschaft noch lange nach seinem Tod Anklang. Seine Anhänger, die als Avicennisten bekannt sind, entwickelten seine Ideen weiter und beteiligten sich an Debatten und Diskussionen, die die intellektuelle Landschaft der islamischen Welt bereicherten.

Das Erbe Avicennas blieb über die Jahrhunderte hinweg bestehen und inspirierte spätere islamische Gelehrte, die auf seinen Arbeiten in verschiedenen Bereichen aufbauten. Persönlichkeiten wie Averroes, al-Farabi und Ibn al-Nafis gehörten zu denjenigen, die von Avicennas Denken beeinflusst wurden und selbst bedeutende Beiträge zur Wissenschaft und Philosophie leisteten. Avicennas Einfluss auf die islamische Wissenschaft war nicht nur historisch, sondern nachhaltig und prägte die intellektuellen Traditionen der islamischen Welt über Jahrhunderte hinweg.

Der Einfluss von Avicenna auf spätere islamische Denker und Gelehrte

Avicenna, auch bekannt als Ibn Sina, ist eine herausragende Persönlichkeit in der islamischen Gelehrtentradition und hat die intellektuelle Landschaft seiner Zeit und darüber hinaus unauslöschlich geprägt. Sein Einfluss auf spätere Philosophen hallt durch die Jahrhunderte hindurch nach, da seine philosophischen Werke, insbesondere "Das Buch der Heilung" und "Der Kanon der Medizin", weiterhin studiert und für ihre Tiefe und Einsicht gefeiert werden. Avicennas Fähigkeiten in Metaphysik, Ethik und Logik brachten nicht nur die islamische Philosophie voran, sondern legten auch den Grundstein für weitere philosophische Untersuchungen in der islamischen Welt.

Das Vermächtnis Avicennas ist in allen Disziplinen von großer Bedeutung. Seine Beiträge zur Medizin revolutionierten das Fachgebiet und führten neue Methoden und Erkenntnisse ein, die die medizinische Praxis über Generationen hinweg maßgeblich beeinflussten. In der Astronomie bewiesen seine Verfeinerungen der ptolemäischen Kosmologie und seine Fortschritte in der Alchemie sein multidisziplinäres intellektuelles Geschick.

Im Bereich des modernen islamischen Denkens ist der anhaltende Einfluss Avicennas spürbar. Seine philosophischen Ideen, seine Betonung der Vernunft und seine systematische Herangehensweise an das Wissen prägen auch heute noch den intellektuellen Diskurs innerhalb der islamischen Gelehrsamkeit. Durch die Überbrückung der Kluft zwischen verschiedenen Bereichen und die Förderung eines ganzheitlichen Lernansatzes bleibt Avicennas Vermächtnis lebendig und spiegelt die zeitlose Relevanz seiner Lehren bei der Bewältigung der Komplexität der modernen Welt wider.

Integration der Lehren Avicennas in islamische Lehrpläne

Avicennas Lehren haben die Bildungssysteme der islamischen Welt und darüber hinaus unauslöschlich geprägt. Seine medizinischen Texte, wie z. B. der "Kanon der Medizin", sind grundlegende Werke, die in gesundheitsbezogene

Kurse integriert werden, in denen die Studierenden seine bahnbrechenden Ideen zur Physiologie, Pathologie und zu den Grundsätzen der Gesundheitsfürsorge weiter studieren. In den Modulen der islamischen Philosophie sind Avicennas philosophische Ideen ein wesentlicher Bestandteil, der die Diskussionen über Metaphysik, Ethik und Logik bereichert. Sein Konzept der Seele, seine Ansichten über die Natur der Existenz und sein methodischer Ansatz zum Wissenserwerb sind zu Eckpfeilern des islamischen philosophischen Denkens geworden.

Der Einfluss von Avicennas Denken geht über Philosophie und Medizin hinaus und hat die Art und Weise der wissenschaftlichen Untersuchung in islamischen Schulen beeinflusst. Indem er für empirische Beobachtung und kritisches Denken eintrat, legte Avicenna den Grundstein für eine Tradition strenger wissenschaftlicher Untersuchungen, die auch heute noch die Forschungspraxis beeinflusst. Darüber hinaus haben Avicennas Werke die Entwicklung der islamischen Rechtswissenschaft maßgeblich beeinflusst und den Rechtsgelehrten Einsichten vermittelt, die in komplexe juristische Argumentationen und die Auslegung des islamischen Rechts einfließen.

In der zeitgenössischen islamischen Schulbildung behält Avicennas Pädagogik ihre Relevanz und dient als Zeugnis für die bleibende Weisheit seiner Lehren. Seine Betonung der rationalen Untersuchung, des interdisziplinären Wissens und des Strebens nach Wahrheit inspiriert weiterhin

Studenten und Gelehrte und erinnert sie daran, welch tiefgreifenden Einfluss eine einzelne Person auf den Verlauf
der Geistesgeschichte haben kann.

Avicennas anhaltende Bedeutung reicht bis tief in das moderne islamische Denken hinein. Er ist eine grundlegende
Figur, deren Werk weiterhin theologische Diskussionen
und philosophische Debatten in der islamischen Welt beeinflusst. Seine innovativen Interpretationen und Einsichten in
die Natur der Existenz, der Seele und des Göttlichen haben
die islamische Philosophie unauslöschlich geprägt und leiten zeitgenössische Denker bei der Erforschung tiefgreifender Fragen an.

Darüber hinaus sind Avicennas wissenschaftliche Beiträge,
insbesondere auf Gebieten wie der Medizin und der Metaphysik, auch heute noch von entscheidender Bedeutung für
Forschung und Studium. Seine bahnbrechenden philosophischen Abhandlungen wie "Der Kanon der Medizin" und
"Das Buch der Heilung" haben nicht nur die medizinische
Praxis über Jahrhunderte hinweg geprägt, sondern auch
wertvolle Einblicke in den menschlichen Geist und Körper
gewährt, die auch heute noch relevant sind.

Trotz seines bleibenden Vermächtnisses sind Avicennas Ideen nicht gegen Kritik gefeit. Einige zeitgenössische Wissenschaftler haben Bedenken geäußert, dass bestimmte Aspekte seines Werks als eurozentrisch oder veraltet angesehen werden. Es ist jedoch unbestreitbar, dass Avicennas Fähigkeit, mit seinen Schriften die Kluft zwischen den Kulturen und Religionen zu überbrücken, einen nachhaltigen Einfluss auf den interreligiösen Dialog und das gegenseitige Verständnis hinterlassen hat.

Avicennas bleibende Bedeutung liegt in seiner Fähigkeit, Zeit und kulturelle Grenzen zu überwinden und eine Fülle von Wissen und Weisheit zu vermitteln, die auch heute noch Menschen auf der ganzen Welt inspiriert und herausfordert. Sein Werk dient als Brücke zwischen der Vergangenheit und der Gegenwart und lädt uns ein, uns mit zeitlosen Ideen zu beschäftigen, die in unserer sich ständig verändernden Welt von Bedeutung sind.

VIII. Der moderne Avicenna

Der Einfluss von Avicenna auf die moderne Medizin

Begeben Sie sich auf eine Reise durch den reichhaltigen Wandteppich von Avicennas medizinischen Theorien, während wir in das komplizierte Wissensnetz eintauchen, das der verehrte Arzt gewebt hat. Erforschen Sie den tiefgreifenden Einfluss des "Kanons der Medizin" auf Diagnose- und Behandlungsmethoden und entdecken Sie die Bedeutung von Avicennas Beiträgen zur Gestaltung der modernen Gesundheitspraxis. Begleiten Sie uns, wenn wir über die philosophischen Grundlagen des Wohlbefindens nach Avicenna nachdenken und erleben Sie, wie sein Vermächtnis auch heute noch in der Medizin nachwirkt.

Die Auswirkungen der medizinischen Theorien von Avicenna auf das heutige Gesundheitswesen

Avicenna, eine herausragende Persönlichkeit in der Geschichte der Medizin, hinterließ mit seinem Hauptwerk "Der Kanon der Medizin", einer umfassenden medizinischen Enzyklopädie, die die medizinische Praxis über Jahrhunderte hinweg prägte, einen unauslöschlichen Eindruck. Dieses bahnbrechende Werk fasst das medizinische Wissen der alten Griechen und Araber zusammen und erweitert es, indem es innovative Diagnose- und Behandlungsmethoden einführt, die das Gesundheitswesen revolutionieren. Avicennas Betonung der empirischen Beobachtung und des systematischen Denkens legte den Grundstein für die evidenzbasierte Medizin, einen Eckpfeiler der modernen medizinischen Praxis.

Seine Diagnosetechniken, einschließlich Pulsuntersuchung und Urinanalyse, unterstrichen die Bedeutung der klinischen Beobachtung bei der Erkennung von Krankheiten. Avicennas ganzheitlicher Behandlungsansatz erkannte die Verflechtung von körperlichem, geistigem und emotionalem Wohlbefinden an und plädierte für eine individuelle, auf den einzelnen Patienten zugeschnittene Behandlung. Diese Betonung der Behandlung des ganzen Menschen findet auch in den heutigen patientenzentrierten Pflegemodellen ihren Widerhall.

Avicennas Einfluss erstreckte sich nicht nur auf die medizinische Praxis, sondern auch auf die medizinische Ausbildung, denn er betonte die Bedeutung der praktischen klinischen Ausbildung und des Erfahrungslernens. Sein Vermächtnis in der medizinischen Ausbildung besteht bis heute fort. Er prägt die Lehrpläne auf der ganzen Welt und betont die Bedeutung praktischer, lebensnaher Erfahrungen für die Ausbildung kompetenter Fachkräfte im Gesundheitswesen.

Darüber hinaus betonte Avicennas Philosophie des Wohlbefindens den präventiven Aspekt der Medizin und befürwortete Änderungen des Lebensstils, Ernährungsvorschriften und geistiges Wohlbefinden als wesentliche Komponenten zur Erhaltung der Gesundheit. Sein Ansatz unterstrich das komplizierte Gleichgewicht zwischen Körper und Geist, um ein allgemeines Wohlbefinden zu erreichen - ein Konzept, das auch heute noch moderne ganzheitliche Gesundheitspraktiken inspiriert.

Avicennas Beiträge zur medizinischen Theorie und Praxis haben nicht nur die Landschaft des Gesundheitswesens seiner Zeit verändert, sondern auch den Grundstein für die moderne medizinische Praxis, Ausbildung und die Philosophie des Wohlbefindens gelegt. Sein anhaltender Einfluss ist ein Beweis für die zeitlose Weisheit und Einsicht, die er in den Bereich der Medizin einbrachte und die über Jahrhunderte und geografische Grenzen hinweg nachhallt.

Fallstudien, die die praktische Anwendung der medizinischen Prinzipien von Avicenna zeigen

In den modernen chirurgischen Verfahren haben Avicennas Theorien unauslöschliche Spuren in der medizinischen Praxis hinterlassen. Avicennas gründliches Verständnis der Anatomie, das er aus seinen akribischen Forschungen und Schriften im Kanon der Medizin gewonnen hat, bildet die

Grundlage für die modernen chirurgischen Techniken. Chirurgen profitieren heute von seiner Betonung auf Präzision, sorgfältiger Beobachtung und detaillierten Beschreibungen der Feinheiten des menschlichen Körpers.

Die Anwendung von Avicennas Lehren in der heutigen Medizin geht über chirurgische Verfahren hinaus. Sein ganzheitlicher Ansatz für die Gesundheitsfürsorge, wie er im Kanon dargelegt ist, beeinflusst weiterhin Mediziner auf der ganzen Welt. Avicennas Betonung der Wichtigkeit, den Patienten als ganzes Wesen zu betrachten und nicht nur als eine Reihe von zu behandelnden Symptomen, deckt sich mit modernen Trends zu einer personalisierten und patientenzentrierten Versorgung.

Darüber hinaus dienen Avicennas Beiträge zur Pflanzenheilkunde als Quelle der Inspiration für die moderne Pharmakologie. Seine Erkenntnisse über die Eigenschaften verschiedener Pflanzen und Substanzen, die im Kanon dokumentiert sind, haben den Weg für die Entwicklung neuer pflanzlicher Heilmittel und Behandlungsmethoden geebnet.

Im Bereich der Psychologie hat Avicennas Geist-Körper-Lehre in den zeitgenössischen Ansätzen zur psychischen Gesundheit Resonanz gefunden. Seine Erkenntnis, dass geistiges Wohlbefinden und körperliche Gesundheit eng miteinander verbunden sind, hat die moderne Psychologie dazu veranlasst, den Schwerpunkt auf ganzheitliche

Behandlungen zu legen, die sowohl psychologische als auch physiologische Faktoren berücksichtigen. Das Vermächtnis Avicennas prägt und bereichert daher auch heute noch verschiedene Bereiche der Medizin.

Anerkennung der Beiträge Avicennas zur medizinischen Wissenschaft in der Neuzeit

Avicenna, der berühmte persische Universalgelehrte, leistete bahnbrechende Beiträge zur Medizin, die bis heute die moderne medizinische Philosophie prägen. Sein umfassender Ansatz für die Gesundheitsfürsorge betonte die Verflechtung von Geist und Körper und spiegelt ein ganzheitliches Verständnis wider, das in der heutigen Medizin immer noch geschätzt wird. Avicennas einflussreiche medizinische Enzyklopädie, "Der Kanon der Medizin", wurde über Jahrhunderte hinweg zu einem Eckpfeiler der medizinischen Ausbildung und wird auch heute noch in modernen medizinischen Texten für seine detaillierten Beschreibungen von Anatomie, Physiologie, Pathologie und Therapeutika anerkannt.

In medizinischen Einrichtungen auf der ganzen Welt sind die Lehren Avicennas in die Lehrpläne integriert, was die anhaltende Relevanz seiner Methoden unterstreicht. Die Betonung, die er auf systematische Beobachtung, Experimente und evidenzbasierte Medizin legte, bleibt ein grundlegender Aspekt der medizinischen Ausbildung. Avicennas Einfluss auf die Ausbildung zukünftiger Generationen von Fachleuten des Gesundheitswesens ist tiefgreifend. Seine Betonung der Ethik, der Patientenversorgung und der Bedeutung des kontinuierlichen Lernens dienen als Leitprinzipien für die medizinische Praxis.

Heutige medizinische Verfahren spiegeln oft Avicennas innovative Ansätze wider, wie zum Beispiel seine Entwicklung der experimentellen Medizin und diagnostischer Methoden. Sein Beharren auf der Behandlung der Grundursache von Krankheiten und nicht nur der Symptome legte den Grundstein für moderne medizinische Durchbrüche. Die Integration von Avicennas Lehren in die medizinische Praxis hat zu Fortschritten in der Chirurgie, der medizinischen Ethik und der Patientenversorgung beigetragen und zeigt das bleibende Vermächtnis dieses visionären Gelehrten auf dem Gebiet der Medizin.

Herausforderungen und Kritikpunkte bei der Integration der Lehren Avicennas in die heutige medizinische Praxis

Avicennas medizinische Texte sind ein Zeugnis für die reiche Vielfalt des medizinischen Wissens im Mittelalter. Um das Wesen von Avicennas medizinischen Lehren wirklich zu erfassen, muss man sich mit dem historischen Kontext befassen, in dem er wirkte. Avicenna wurde im Goldenen Zeitalter des Islams geboren und seine Werke waren stark vom Erbe der antiken griechischen, römischen und persischen medizinischen Traditionen beeinflusst. Sein Kanon der Medizin, eine umfassende medizinische Enzyklopädie, fasste nicht nur bestehendes Wissen zusammen, sondern führte auch Innovationen in der Pharmazie, Diagnostik und im Gesundheitsmanagement ein.

Bei der Interpretation von Avicennas medizinischen Texten müssen moderne Praktiker die Kluft zwischen mittelalterlichen Praktiken und zeitgenössischen medizinischen Theorien überbrücken. Während einige von Avicennas Konzepten mit dem modernen Verständnis übereinstimmen, können andere durch eine moderne Linse betrachtet veraltet oder ethisch fragwürdig erscheinen. Diese Dichotomie wirft ethische Dilemmata hinsichtlich der Anwendung mittelalterlicher medizinischer Praktiken in einer zeitgenössischen medizinischen Landschaft auf.

Skepsis gegenüber historischen medizinischen Praktiken ist eine natürliche Reaktion, wenn man die enormen Fortschritte in der medizinischen Wissenschaft im Laufe der Jahrhunderte bedenkt. Es ist jedoch wichtig, sich Avicennas Lehren mit einer differenzierten Perspektive zu nähern und den historischen Kontext, in dem sie sich entwickelt haben, sowie die Beiträge, die er zur Entwicklung der Medizin geleistet hat, anzuerkennen.

Auch wenn die Zeit vergeht, bleibt Avicennas Einfluss auf die Medizingeschichte bestehen. Sein Schwerpunkt auf empirischer Beobachtung, systematischer Diagnose und Behandlungsprotokollen legte den Grundstein für die evidenzbasierte Medizin. Das Vermächtnis Avicennas wirkt in der modernen medizinischen Ausbildung und Praxis weiter und erinnert uns an den bleibenden Einfluss dieses mittelalterlichen Universalgelehrten auf das Gebiet der Medizin.

Ein Blick in die Zukunft auf die mögliche Entwicklung des Gesundheitswesens nach dem Vorbild von Avicenna

Avicennas Ansatz in Bezug auf die Gesundheit war zutiefst ganzheitlich. Er erkannte die komplizierte Beziehung zwischen den körperlichen, geistigen und spirituellen Aspekten eines Menschen. Diese umfassende Sichtweise hat die moderne Medizin maßgeblich beeinflusst, insbesondere durch sein bleibendes Werk, den Kanon der Medizin. Avicennas Diagnosemethoden, die auf sorgfältiger Beobachtung, logischem Denken und einem tiefen Verständnis des menschlichen Körpers beruhen, haben die medizinische Praxis bis heute nachhaltig beeinflusst und unterstreichen die Bedeutung einer gründlichen Beurteilung und präzisen Diagnose.

Seine Betonung der ganzheitlichen Gesundheit unterstrich die Notwendigkeit, sich nicht nur mit den Symptomen, sondern auch mit den zugrunde liegenden Ursachen und dem allgemeinen Wohlbefinden eines Menschen zu befassen, und betonte die Verflechtung der verschiedenen Körpersysteme und ihre Auswirkungen auf die Gesundheit. Avicennas Lehren betonten auch präventive Maßnahmen als einen grundlegenden Aspekt der Gesundheitsfürsorge und sprachen sich für eine Änderung des Lebensstils und ein proaktives Gesundheitsmanagement aus, um Krankheiten zu verhindern, bevor sie auftreten.

Der ethische Rahmen, den Avicenna in der Medizin förderte und der Mitgefühl, Integrität und patientenzentrierte Pflege betont, prägt weiterhin die ethischen Standards im Gesundheitswesen und leitet die Praxis zukünftiger medizinischer Fachkräfte. Inspiriert von Avicennas innovativem Denken wird ständig nach möglichen Fortschritten in der Medizintechnik, bei Behandlungsansätzen und in der interdisziplinären Zusammenarbeit geforscht, um sein Vermächtnis für kontinuierliche Verbesserungen im Bereich der Medizin und der Patientenversorgung zu nutzen.

Avicennas Bedeutung für die heutige Philosophie

Wir begeben uns auf eine Reise in die verschlungenen Gefilde von Avicennas philosophischem Vermächtnis und erforschen die tiefgreifenden metaphysischen Überzeugungen, die auch zeitgenössische Denker noch immer fesseln.

Von seinen tiefgreifenden Erkenntnissen über den menschlichen Intellekt bis hin zu seinen nachhaltigen Beiträgen zur Ethik dient Avicennas philosophischer Rahmen als ein Leuchtfeuer der Erleuchtung im Bereich der modernen Philosophie. Während wir durch die Feinheiten seiner Erkenntnistheorie navigieren, werden wir mit der Kollision seiner metaphysischen Überlegungen mit den Paradigmen der heutigen wissenschaftlichen Forschung konfrontiert. Begleiten Sie uns, wenn wir die anhaltende Wirkung von Avicennas Philosophien und ihre Resonanz in der sich entwickelnden Landschaft des Denkens entschlüsseln.

Avicennas philosophische Konzepte in einem zeitgenössischen Kontext neu interpretieren

Avicennas philosophische Untersuchungen haben einen unauslöschlichen Eindruck in der Landschaft des Denkens hinterlassen. Sie umfassen metaphysische Überlegungen, die in den Korridoren der modernen Philosophie ihren Widerhall gefunden haben. Wenn man Avicennas Metaphysik aus heutiger Sicht betrachtet, stößt man auf eine Koryphäe, die das Wesen der Existenz und die Natur der Realität erforschte und Dialoge auslöste, die noch heute in akademischen und intellektuellen Kreisen nachhallen. Seine Ansichten über den menschlichen Intellekt, die die Vernunft als entscheidendes Element bei der Entschlüsselung der Welt um uns herum betonen, sind nach wie vor ein Eckpfeiler des philosophischen Diskurses und laden zum Nachdenken über das Zusammenspiel von Erkenntnis und bewusster Erfahrung ein.

Avicennas Beiträge zur Ethik, die den Weg zu Tugend und moralischer Vortrefflichkeit aufzeigen, dienen als zeitloser Kompass für ethische Untersuchungen und moralische Überlegungen in der heutigen Zeit. Wenn man Avicennas Erkenntnistheorie unter die Lupe nimmt, stößt man auf einen Rahmen, der intellektuelle Intuition mit empirischer Beobachtung in Einklang bringt - eine Synthese, die vielen Methoden der heutigen wissenschaftlichen Bemühungen zugrunde liegt. Die dauerhafte Wirkung von Avicennas Philosophien hallt durch die Zeit nach und bietet tiefe Einblicke in metaphysische Bereiche, den menschlichen Intellekt, ethische Überlegungen und erkenntnistheoretische Grundlagen und fördert ein Vermächtnis, das weiterhin die Suche nach Weisheit und Verständnis in einer sich ständig weiterentwickelnden Welt beleuchtet.

Dialoge zwischen den Ideen Avicennas und modernen philosophischen Debatten

Avicennas metaphysische Überzeugungen waren tief im Konzept des "Notwendigen Seins" verwurzelt, einem grundlegenden Aspekt seines philosophischen Systems. Dieses Konzept geht von der Existenz eines Wesens aus, das sich selbst genügt, ewig ist und die Quelle aller anderen

Existenz darstellt. In modernen Kontexten gibt Avicennas Begriff des "notwendigen Seins" weiterhin Anlass zu philosophischen Untersuchungen über die Natur der Existenz, Kausalität und die Grundlagen der Realität.

Betrachtet man Avicennas Erkenntnistheorie aus heutiger Sicht, so bietet seine Betonung von Vernunft und Intuition als Wege zum Wissen einen strengen Rahmen für die Bewertung der Grenzen des menschlichen Verstehens und der Methoden, mit denen wir in verschiedenen Bereichen Wissen erwerben. Dieser Aspekt seines Denkens findet seinen Widerhall in den heutigen Debatten über die Grenzen der rationalen Forschung und das Ausmaß, in dem die Intuition beim Erwerb von Wissen eine Rolle spielt.

Die Kollision von Avicennas metaphysischen Ansichten mit dem zeitgenössischen Denken offenbart sowohl Übereinstimmungen als auch Divergenzen. Seine Betonung der rationalen Untersuchung und des Strebens nach Wissen als Mittel zum Verständnis des Kosmos findet Widerhall in modernen wissenschaftlichen und philosophischen Untersuchungen, während seine metaphysischen Behauptungen über die Existenz des "notwendigen Seins" die vorherrschenden materialistischen Perspektiven im aktuellen Diskurs in Frage stellen können.

Bei der Bewertung des Einflusses von Avicenna auf aktuelle Ethikdebatten bleibt seine Betonung der moralischen Tugenden, des Strebens nach Wissen und der Kultivierung

einer ethischen Gesellschaft relevant. Seine philosophischen
Überlegungen zum Wesen der Ethik und zur Rolle der Vernunft bei der moralischen Entscheidungsfindung sind nach
wie vor von Bedeutung für Diskussionen über ethische Rahmenbedingungen und gesellschaftliche Werte.

Eine zeitgenössische Bewertung von Avicennas Philosophie
des Geistes zeigt seine dualistische Sicht der Beziehung zwischen Geist und Körper, in der er die Existenz einer immateriellen Seele postulierte, die sich vom physischen Körper
unterscheidet. Diese Sichtweise überschneidet sich mit modernen Debatten über das Bewusstsein, die Natur der subjektiven Erfahrung und die Beziehung zwischen mentalen
Zuständen und Gehirnfunktionen. Avicennas nuancierte
Erforschung der Fähigkeiten des Geistes und seiner Verbindung zum weiteren Kosmos bietet eine reichhaltige Grundlage für die Erforschung zeitgenössischer Themen in der
Philosophie des Geistes und der Kognitionswissenschaft
und lädt Wissenschaftler dazu ein, sich mit seinen Ideen auf
neue und erhellende Weise auseinanderzusetzen.

Anwendung des ethischen Rahmens von Avicenna auf aktuelle ethische Dilemmasituationen

Avicennas ethischer Rahmen ist in seinem Glauben an die
Verflechtung des Selbst, der Gesellschaft und des Kosmos
verwurzelt. Im Mittelpunkt seiner Philosophie steht das

Konzept der "Vollkommenheit der Seele", die durch das Streben nach Weisheit und Tugend erreicht wird. Avicenna plädiert für Mäßigung, Ausgewogenheit und die Kultivierung eines moralischen Charakters, die für das individuelle und gesellschaftliche Wohlergehen unerlässlich sind.

Die Anwendung von Avicennas Grundsätzen auf moderne ethische Dilemmata kann wertvolle Erkenntnisse liefern. Im Kontext des technologischen Fortschritts kann seine Betonung von ethischem Verhalten und Verantwortung zum Beispiel Entscheidungen zu Themen wie Gentechnik oder künstliche Intelligenz leiten. Indem sie die langfristigen Folgen und das Wohlergehen aller Beteiligten berücksichtigen, können Avicennas Prinzipien helfen, komplexe ethische Herausforderungen in der heutigen Welt zu bewältigen.

Die Analyse möglicher Ergebnisse durch die ethische Brille Avicennas regt dazu an, über die umfassenderen Auswirkungen von Handlungen nachzudenken und dem Gemeinwohl Vorrang vor persönlichen Interessen einzuräumen. Durch die Integration seiner ethischen Prinzipien in zeitgenössische Dilemmata können Individuen und Gesellschaften eine harmonischere und gerechtere Existenz anstreben.

Aktuelle ethische Dilemmata wie ökologische Nachhaltigkeit, soziale Gerechtigkeit und Gleichheit im Gesundheitswesen unterstreichen die anhaltende Relevanz von Avicennas ethischem Rahmenwerk. Seine Betonung der moralischen Entwicklung, der rationalen Überlegung und der sozialen Verantwortung dient als zeitloser Leitfaden für die Bewältigung drängender ethischer Probleme in der heutigen Zeit.

Untersuchung der Parallelen zwischen den metaphysischen Überlegungen Avicennas und den jüngsten wissenschaftlichen Entdeckungen

Avicennas metaphysische Grundsätze sind tief im Konzept des "notwendigen Seins" verwurzelt, das besagt, dass die Existenz hierarchisch vom Universellsten bis zum Partikularsten strukturiert ist. Seine Betonung der Verbundenheit aller Dinge, der Natur des Seins und des Primats der Existenz weist bemerkenswerte Parallelen zu den jüngsten wissenschaftlichen Entdeckungen auf.

In der zeitgenössischen Physik, insbesondere in der Quantentheorie, spiegelt die Beobachtung der Verschränkung, der Überlagerung und der Verflechtung von Teilchen ein Universum wider, in dem alles grundlegend miteinander verbunden ist, was Avicennas Vision eines vereinheitlichten Kosmos widerspiegelt. Der komplizierte Tanz zwischen dem materiellen und dem immateriellen Bereich, ein zentraler Grundsatz in Avicennas Metaphysik, findet ein Echo in den modernen wissenschaftlichen Bestrebungen, die versuchen, die zugrunde liegende Einheit und Kohärenz der Realität aufzudecken.

Der Vergleich zwischen den metaphysischen Erkenntnissen Avicennas und den modernen wissenschaftlichen Entdeckungen zeigt das gemeinsame Streben nach einem umfassenden Verständnis der Existenz. Diese Parallelen unterstreichen eine Konvergenz des Denkens über die Zeit hinweg, wobei Avicennas philosophische Untersuchungen mit zeitgenössischen wissenschaftlichen Erkundungen übereinstimmen und eine ganzheitliche Weltsicht hervorheben, die konventionelle disziplinäre Grenzen überschreitet.

Die Implikationen dieser Parallelen sind tiefgreifend und deuten darauf hin, dass Avicennas metaphysischer Rahmen nach wie vor unschätzbare Erkenntnisse für zeitgenössische wissenschaftliche Untersuchungen bietet. Durch die Integration alter Weisheiten mit modernen wissenschaftlichen Fortschritten liegt Avicennas bleibende Relevanz in seiner Fähigkeit, interdisziplinäre Gespräche anzuregen und ein tieferes Verständnis für das vernetzte Gefüge des Universums zu fördern. In einer sich rasch entwickelnden wissenschaftlichen Landschaft erinnern uns Avicennas metaphysische Prinzipien an die komplizierte Einheit, die der Realität zugrunde liegt, und an den bleibenden Wert der philosophischen Forschung für unser Verständnis des Kosmos.

Avicennas interdisziplinärer Ansatz war ein entscheidender Moment in der Geschichte der Medizin und der Philosophie und beeinflusste verschiedene Bereiche bis in die Neuzeit. Seine ganzheitliche Sicht der Gesundheit, die nicht nur physische, sondern auch psychologische und umweltbedingte Faktoren einbezog, legte den Grundstein für die heutige medizinische Praxis, die die Verbindung von Körper und Geist betont. Avicennas Kanon der Medizin, eine umfassende medizinische Enzyklopädie, führte neue Konzepte wie Quarantäne, klinische Studien und die Bedeutung der Patientenbetreuung ein, die auch heute noch die medizinische Versorgung beeinflussen.

Auf dem Gebiet der Philosophie hat Avicennas Arbeit über Logik, Metaphysik und Ethik einen bleibenden Einfluss gehabt. Seine Betonung der Vernunft, der Logik und der Bedeutung der Suche nach Wissen durch Erfahrung prägt weiterhin das zeitgenössische philosophische Denken. Avicennas Erforschung der Natur des Seins, der Seele und der Mittel zum Erwerb von Wissen ist nach wie vor relevant für Diskussionen über Bewusstsein, Erkenntnistheorie und Ethik.

Avicennas Ideen haben Zeit und kulturelle Grenzen überwunden und sowohl die westlichen als auch die islamischen intellektuellen Traditionen beeinflusst. Seine philosophischen Ideen haben eine wichtige Rolle im interreligiösen Dialog gespielt und das Verständnis und den gegenseitigen Respekt zwischen verschiedenen religiösen und philosophischen Überzeugungen gefördert. Avicennas Vermächtnis ist ein Zeugnis für die anhaltende Kraft von Wissen, Weisheit und intellektueller Neugier, die unterschiedliche Perspektiven überbrückt und das menschliche Verständnis fördert.

IX. Avicennas Mystik enträtseln

Die Entschlüsselung von Avicennas Symbolik

Eintauchen in die Tiefen von Avicennas Symbolismus. Aufbruch zu einer Reise durch allegorische Einsichten. Navigieren durch die spirituellen Bereiche von Avicennas Allegorien. Die Komplexität der Symbolik in Avicennas medizinischen Texten enthüllen. Das Erbe von Avicennas Symbolismus im Goldenen Zeitalter des Islams nachvollziehen.

Analyse der symbolischen Themen in den Schriften und Lehren Avicennas

Avicennas Verwendung der Symbolik ging über die bloße literarische Ausschmückung hinaus und diente als mächtiges Instrument zur Vermittlung tiefgreifender philosophischer und medizinischer Wahrheiten. Innerhalb des reichen Wandteppichs des islamischen Goldenen Zeitalters fügte Avicennas symbolische Sprache seinen Werken Bedeutungsebenen hinzu und lud die Leser ein, sich in allegorische Interpretationen zu vertiefen, die ihr Verständnis der Welt erweiterten. Durch die Verwendung von Metaphern und allegorischen Themen vermittelte Avicenna nicht nur komplexe Ideen mit Klarheit, sondern lud auch zur Kontemplation über tiefere metaphysische Wahrheiten ein.

Im Bereich der Medizin war Avicennas Symbolsprache besonders ausgeprägt, wobei Symbole in seinen medizinischen Texten als Tore zu verborgenem Wissen fungierten. Durch diese Symbole verschlüsselte er Einsichten in die Verflechtung von Körper, Geist und Seele und betonte einen ganzheitlichen Ansatz für die Gesundheit, der über bloße körperliche Symptome hinausging.

Das bleibende Vermächtnis von Avicennas Symbolik liegt in seiner Fähigkeit, intellektuelle Neugierde zu wecken und zu weiterer Erforschung anzuregen. Gelehrte entschlüsseln weiterhin die Bedeutungsebenen seiner Werke und erkennen die zeitlose Relevanz seiner Symbolsprache für die Überbrückung verschiedener Wissensgebiete. Avicennas Symbolik ist ein Zeugnis für die bleibende Kraft der Metapher, die komplexe Ideen erhellt und unser Verständnis der Welt prägt.

Entschlüsselung der verborgenen Bedeutungen und Allegorien in Avicennas Werken

In Avicennas umfangreichem Werk erweist sich die Allegorie als ein tiefgründiges und vielschichtiges Mittel, das verschiedene Disziplinen und Denkbereiche miteinander verbindet. Avicennas philosophische Symbolik ist nicht nur eine oberflächliche Metapher, sondern vielmehr eine komplexe Bedeutungsschicht, die ein tiefes Nachdenken erfordert. Durch die Allegorie stellt er komplexe Ideen auf eine leichter zugängliche und fesselnde Weise dar und lädt die

Leser ein, in die Tiefen seiner philosophischen Überlegungen einzutauchen.

Im Mittelpunkt des allegorischen Ansatzes von Avicenna steht die Erforschung spiritueller Aspekte, wobei Allegorien als Brücken zwischen dem Materiellen und dem Göttlichen dienen. Diese allegorischen Konstruktionen gehen über die oberflächliche Erzählung hinaus und laden den Leser ein, über die spirituellen Dimensionen der Existenz und die Vernetzung des Kosmos nachzudenken.

Darüber hinaus sind Avicennas medizinische Allegorien in seinen Abhandlungen keine bloßen Beschreibungsinstrumente, sondern komplizierte Rahmenwerke, die die Verflechtung des menschlichen Körpers und des Universums beleuchten. Durch den Einsatz von Allegorien in seinen medizinischen Schriften vereinfacht Avicenna komplexe medizinische Konzepte und macht sie für sein Publikum nachvollziehbarer und verständlicher.

Betrachtet man die interdisziplinären Allegorien in Avicennas Werk, wird man Zeuge der nahtlosen Integration verschiedener Bereiche wie Philosophie, Medizin und Metaphysik. Seine allegorischen Wandteppiche verbinden diese Disziplinen miteinander und betonen ihre gegenseitige Abhängigkeit und die Einheit des Wissens.

Die Wirkung von Avicennas allegorischem Ansatz hallt durch die Jahrhunderte und inspiriert Gelehrte dazu, die Zusammenhänge des Wissens und die Macht der Symbolik zur Vermittlung tiefgreifender Wahrheiten zu erforschen. Sein allegorisches Vermächtnis geht über konventionelle Grenzen hinaus und beleuchtet die zeitlose Weisheit, die in seinen Werken steckt.

Avicennas intellektuelle Fähigkeiten gingen über sein unmittelbares islamisches Erbe hinaus. Seine Auseinandersetzung mit dem neuplatonischen Denken wird in seinen philosophischen Werken deutlich, in denen er sich oft mit Konzepten wie der metaphysischen Hierarchie der Existenz und der Emanation aller Dinge aus einer einzigen Quelle auseinandersetzte. Diese Affinität zum Neuplatonismus ermöglichte es Avicenna, eine Brücke zwischen der klassischen griechischen Philosophie und der islamischen Theologie zu schlagen und so eine einzigartige Ideensynthese zu schaffen, die Generationen von Gelehrten beeinflusst hat.

Parallel dazu bereicherte Avicennas Auseinandersetzung mit mystischen Traditionen, insbesondere mit dem Sufismus, seine philosophischen Untersuchungen. Die mystischen Dimensionen in seinen Schriften weisen auf eine tiefe Wertschätzung für die spirituelle Reise und die transzendente Natur der menschlichen Seele hin. Avicennas

Hinwendung zur Mystik verlieh seinen philosophischen Werken nicht nur mehr Tiefe, sondern verband ihn auch mit den spirituell Suchenden seiner Zeit.

Darüber hinaus wirkte Avicenna auch auf die christliche Scholastik und sogar auf die esoterische jüdische Tradition der Kabbala ein. Seine Ideen fanden bei Gelehrten über religiöse Grenzen hinweg Anklang, regten intellektuelle Dialoge an und bereicherten theologische Debatten im mittelalterlichen Europa und im Nahen Osten.

In einer Demonstration seiner intellektuellen Gewandtheit bezog Avicenna auch Elemente in sein Werk ein, die an das philosophische Denken des Hinduismus und des Buddhismus erinnern. Seine Bereitschaft, sich mit verschiedenen philosophischen Traditionen auseinanderzusetzen, unterstreicht sein Engagement für die Suche nach universellen Wahrheiten und die Überwindung kultureller Grenzen im Streben nach Wissen.

Insgesamt unterstreicht Avicennas tiefgreifende Auseinandersetzung mit einem breiten Spektrum philosophischer und mystischer Traditionen seinen Status als Universalgelehrter, dessen intellektuelles Vermächtnis bis heute kulturübergreifende Dialoge und wissenschaftliche Untersuchungen inspiriert.

Zu Avicennas Zeit beeinflusste das vorherrschende philosophische Denken des islamischen Goldenen Zeitalters seine Herangehensweise an die Symbolik zutiefst. Avicenna schöpfte aus einem reichen Fundus islamischer, hellenistischer und persischer Traditionen und fasste diese Einflüsse zu einer einzigartigen Symbolsprache zusammen, die kulturelle Grenzen überschritt. Seine Interaktionen mit der Symbolik waren nicht isoliert, sondern mit seinem umfangreichen medizinischen Wissen verbunden, in dem er oft Allegorien und Metaphern verwendete, um komplexe medizinische Theorien zu erläutern, wobei er die Bereiche der Wissenschaft und der Symbolik miteinander verschmolz.

Darüber hinaus spielte das politische Klima von Avicennas Zeit eine entscheidende Rolle bei der Gestaltung seiner symbolischen Ausdrucksformen. Da er sich in den turbulenten Gewässern der höfischen Politik bewegte, spiegelten Avicennas Werke oft auf subtile Weise seine Ansichten über Machtdynamik und Regierungsführung wider, indem er politische Kommentare in seine symbolischen Wandteppiche einwebte.

Die nachhaltige Wirkung von Avicennas Symbolismus ging weit über seine Zeit hinaus und prägte die nachfolgenden Epochen auf tiefgreifende Weise. Seine Symbolsprache prägte nicht nur das islamische Denken nachhaltig, sondern beeinflusste auch die westliche Philosophie und Kunst und ebnete den Weg für ein breiteres Verständnis der Symbolik und ihrer Rolle im intellektuellen Diskurs. Avicennas symbolisches Vermächtnis dient als Brücke zwischen den Kulturen und Epochen und ist ein Zeugnis für die zeitlose Kraft von Symbolen und Metaphern bei der Vermittlung tiefgreifender Wahrheiten.

Spekulationen über die anhaltende Faszination der mystischen Dimensionen Avicennas

Avicennas mystische Einsichten, die eng mit seinen philosophischen und wissenschaftlichen Werken verwoben sind, erhellen einen Weg zum Göttlichen und zu den inneren Bereichen des Bewusstseins. In seinen Schriften entfaltet sich eine tiefgreifende Erforschung des Selbstbewusstseins, des spirituellen Erwachens und der Einheit der gesamten Existenz. Avicennas Mystik, die sich auf die metaphysische Reise der Seele konzentriert, hat zeitgenössische Denker in östlichen und westlichen intellektuellen Traditionen in ihren Bann gezogen. Seine Konzeptualisierung der Suche des menschlichen Geistes nach Transzendenz und Vereinigung mit dem Kosmos dient als Inspirationsquelle für spirituelle Sucher auf der ganzen Welt.

Die anhaltende Faszination für Avicennas mystische Ideen lässt sich auf den gesellschaftlichen und kulturellen Kontext zurückführen, in dem Introspektion, Kontemplation und die Suche nach höheren Wahrheiten einen hohen Stellenwert haben. Seine mystischen Lehren, die in den reichen Teppich der persischen und islamischen Philosophie eingebettet sind, finden Anklang bei Menschen, die ein tieferes Verständnis des Universums und ihres Platzes darin suchen.

Im zeitgenössischen Diskurs bleibt Avicennas Mystik aufgrund ihrer universellen Themen der Verbundenheit, der spirituellen Entwicklung und der Suche nach Erleuchtung relevant. Die Rezeption und Interpretation seiner mystischen Schriften variiert in den verschiedenen Kulturkreisen und trägt zu einem vielfältigen Geflecht von Perspektiven auf Spiritualität und innere Transformation in der modernen Welt bei. Avicennas Vermächtnis als Mystiker, Philosoph und Universalgelehrter bleibt bestehen und ist ein zeitloses Leuchtfeuer der Weisheit und Einsicht für alle, die sich auf eine Reise der Selbstentdeckung und des spirituellen Wachstums begeben.

Avicennas Erbe in Kunst und Kultur

Auf der Suche nach den bleibenden Einflüssen Avicennas begeben wir uns auf eine Reise durch das künstlerische und kulturelle Erbe, das diese bedeutende Persönlichkeit hinterlassen hat. Von seinem Einfluss auf die zeitgenössische Kultur bis hin zu seiner Präsenz bei globalen Ereignissen und künstlerischen Darstellungen - der bleibende Eindruck von Avicenna schwingt in verschiedenen kreativen Unternehmungen weiter mit. Erforschen Sie mit uns die verschiedenen Facetten von Avicennas Einfluss, von der Literatur bis zur Musik, von der bildenden Kunst bis zur Architektur und darüber hinaus. Durch diese Erkundung enthüllen wir die anhaltende Relevanz von Avicennas Werk und die tiefgreifenden Spuren, die er in der kulturellen Landschaft hinterlassen hat.

Darstellungen von Avicenna in künstlerischen Darstellungen und kulturellen Werken

Im Bereich der künstlerischen Darstellung nimmt Avicenna einen einzigartigen Platz ein, der verschiedene kulturelle und historische Landschaften durchquert. In der frühen islamischen Periode gab es keine Porträts von Avicenna, da es verboten war, menschliche Figuren abzubilden. Dies stellte eine Herausforderung für Künstler dar, die versuchten, das Wesen dieser einflussreichen Figur visuell zu erfassen. In illuminierten Manuskripten und durch symbolische Bilder tauchten jedoch auf subtile Weise Einblicke in sein Bildnis auf, die seine intellektuelle und spirituelle Bedeutung im islamischen Kontext widerspiegeln.

Im Gegensatz dazu hat der westliche Kunstkanon eine direktere und realistischere Darstellung von Avicenna übernommen. Westliche Künstler, die von Avicennas vielseitigem Genie als Arzt, Philosoph und Universalgelehrter fasziniert waren, versuchten, ihn in ihren Werken mit einem Gefühl der Ehrfurcht und historischen Genauigkeit darzustellen. Diese Darstellungen betonten oft sein gelehrtes Auftreten und seinen Beitrag zum Fortschritt des Wissens und der menschlichen Erkenntnis.

Avicennas Werke hatten nicht nur einen tiefgreifenden Einfluss auf Wissenschaft und Philosophie, sondern hinterließen auch unauslöschliche Spuren in den künstlerischen Traditionen der islamischen Welt. Seine Philosophien und wissenschaftlichen Theorien inspirierten Themen und Motive in der islamischen Kunst und prägten die ästhetische und symbolische Sprache der damaligen Zeit. Durch diese Verschmelzung von Kunst und Intellekt entstand ein reichhaltiger Wandteppich visueller Ausdrucksformen, der Avicennas bleibendes Erbe feiert.

In der zeitgenössischen Kultur inspiriert Avicenna weiterhin künstlerische Interpretationen, die seinen Einfluss auf verschiedene Wissensgebiete widerspiegeln. Sein Bild kann in modernen Kunstwerken erscheinen und symbolisiert die anhaltende Relevanz seiner Ideen und seine Position als zeitloses Leuchtfeuer der Weisheit und Erleuchtung. Trotz der Komplexität seiner visuellen Darstellung in historischen Kontexten bleibt Avicennas Vermächtnis durch die dauerhaften künstlerischen Darstellungen bestehen, die versuchen, die Essenz seiner intellektuellen und spirituellen Beiträge zur Menschheit zu erfassen.

Einflüsse von Avicennas Ideen auf Literatur, Musik und bildende Kunst

Avicennas kultureller Einfluss durchdringt die Jahrhunderte und hinterlässt unauslöschliche Spuren in den künstlerischen Ausdrucksformen der Gegenwart. Seine revolutionären Philosophien haben nicht nur den wissenschaftlichen Diskurs geprägt, sondern sind auch in der Literatur, der Musik und der bildenden Kunst aufgegriffen worden.

In der Literatur haben Avicennas tiefgründige Reflexionen über die Existenz, das Bewusstsein und die Natur der Realität eine Vielzahl von Werken inspiriert, die die Tiefen der menschlichen Erfahrung erforschen. Autoren auf der ganzen Welt haben sich von seinen philosophischen Untersuchungen inspirieren lassen und komplizierte Erzählungen verfasst, die sich mit der Komplexität des Geistes und der Seele befassen.

Musikalische Kompositionen, die von Avicennas Ideen beeinflusst sind, versuchen oft, das harmonische Zusammenspiel der Elemente in seinen kosmologischen Ansichten widerzuspiegeln. Künstler bemühen sich, die Essenz seiner Theorien durch Sinfonien einzufangen, in denen die Verbundenheit des Universums mitschwingt, und schaffen so Klangteppiche, die die Größe und das Geheimnis der Existenz widerspiegeln.

In der bildenden Kunst haben Avicennas Theorien über Wahrnehmung und Ästhetik Künstler dazu veranlasst, mit neuen Formen und Darstellungen zu experimentieren. Von filigranen Gemälden, die das Gleichgewicht und die Symmetrie der natürlichen Welt verkörpern, bis hin zu avantgardistischen Installationen, die konventionelle Sehweisen in Frage stellen, ist Avicennas Einfluss in der lebendigen Vielfalt der zeitgenössischen Kunst spürbar.

Letztlich liegt Avicennas bleibendes kulturelles Vermächtnis in seiner Fähigkeit, zeitliche Grenzen zu überschreiten und zu einer fortgesetzten Erforschung der tiefgründigen Fragen anzuregen, die seinen Intellekt fesselten. Die anhaltende Relevanz seiner Ideen dient Künstlern und Denkern als Leuchtfeuer, das sie bei ihrer Suche nach Wahrheit, Schönheit und Bedeutung in einer sich rasch entwickelnden Welt leitet.

Jedes Jahr wird der tiefgreifende Einfluss von Avicenna auf der ganzen Welt mit Kulturfestivals gewürdigt, die ihn als Philosophen, Arzt und Universalgelehrten ehren, dessen Beiträge über Jahrhunderte hinweg nachwirken. Diese Veranstaltungen dienen nicht nur dazu, sein vielseitiges Genie zu würdigen, sondern auch dazu, dem heutigen Publikum seine Weisheit und seine Fortschritte nahezubringen.

Bei diesen Festivals steht Avicennas philosophisches Können im Mittelpunkt, mit Aufführungen und Präsentationen, die seine metaphysischen, ethischen und logischen Ideen erläutern. Wissenschaftler und Künstler arbeiten zusammen, um seine Konzepte zum Leben zu erwecken und aufschlussreiche Dialoge und tiefgreifende Reflexionen über die Relevanz seiner philosophischen Überlegungen in der heutigen Welt anzustoßen.

Darüber hinaus werfen die Festivals auch ein Schlaglicht auf Avicennas bemerkenswerte wissenschaftliche Errungenschaften, insbesondere in den Bereichen Medizin und Astronomie. Durch Ausstellungen, Demonstrationen und interaktive Vorführungen erhalten die Besucher einen Einblick in die innovativen Methoden und bahnbrechenden Entdeckungen, die Avicennas wissenschaftliches Erbe ausmachten, und erfahren, wie seine Arbeit auch heute noch die Forschung und Praxis in diesen Bereichen inspiriert und informiert.

Zusammenfassend lässt sich sagen, dass die fortwährende Würdigung Avicennas im Rahmen von Kulturfestivals die Zeitlosigkeit und Universalität seiner intellektuellen und wissenschaftlichen Beiträge unterstreicht und als ergreifende Erinnerung an seinen anhaltenden Einfluss und seine tiefgreifende Wirkung auf das menschliche Wissen und Verständnis dient.

Nachhaltiger Einfluss des Erbes von Avicenna auf verschiedene Formen des künstlerischen Ausdrucks

Avicenna, der für seinen tiefgreifenden Einfluss in verschiedenen Bereichen bekannt ist, übte auch im Bereich der Kunst einen bedeutenden Einfluss aus. In der westlichen Kunst hallten seine philosophischen Überlegungen zu Schönheit und Ästhetik durch die Jahrhunderte und inspirierten die Künstler dazu, in ihren Werken nach tieferen Bedeutungen zu suchen. Avicennas Betonung von Symmetrie, Proportionen und der Vernetzung des Universums fand bei Künstlern, die diese universellen Prinzipien in ihren Werken wiedergeben wollten, großen Anklang.

Die islamische Kunst, reich an geometrischen Mustern und komplizierten Designs, fand in Avicenna einen philosophischen Verbündeten. Seine Vorstellungen von Einheit und

Harmonie im Kosmos beeinflussten die komplizierten Arabesken, die Kalligrafie und die Moscheenarchitektur der islamischen Welt und schufen eine visuelle Sprache, die seine metaphysischen Ideen widerspiegelte.

In der Literatur lösten Avicennas tiefgründige philosophische Untersuchungen über Existenz und Bewusstsein kreative Bestrebungen in Poesie und Prosa aus. Die Schriftsteller beschäftigten sich mit Themen wie Identität, Wissen und dem menschlichen Dasein, geleitet von Avicennas intellektuellem Erbe.

In der Architektur beeinflusste Avicennas Betonung von Gleichgewicht und Harmonie die Gestaltung von Moscheen, Palästen und öffentlichen Räumen. Seine Einsichten in räumliche Beziehungen und Ästhetik wurden in die architektonische Praxis integriert und prägten die gebaute Umwelt auf bedeutende Weise.

Das ganzheitliche künstlerische Vermächtnis von Avicenna veranschaulicht seinen tiefgreifenden Einfluss über die Bereiche Medizin und Philosophie hinaus und zeigt, wie seine Ideen auch heute noch die Kreativität und intellektuelle Erforschung in verschiedenen künstlerischen Bereichen inspirieren.

Avicennas Einfluss ist in verschiedenen kreativen Bereichen der Neuzeit zu beobachten, von wissenschaftlichen Entdeckungen bis hin zu künstlerischen Interpretationen. Seine philosophischen Ideen prägen auch heute noch das zeitgenössische Denken und leiten Diskussionen über Metaphysik, Ethik und logisches Denken. Im Bereich der Medizin haben Avicennas Theorien einen bleibenden Einfluss hinterlassen, wobei moderne medizinische Praktiken oft Elemente seines ganzheitlichen Ansatzes für die Gesundheitsversorgung integrieren.

Avicennas intellektuelles Vermächtnis findet insbesondere in interdisziplinären Bereichen, in denen die Verflechtung des Wissens gefeiert wird, seinen Widerhall. Seine Beiträge zur Astronomie und Alchemie haben den Weg für moderne Fortschritte in diesen Bereichen geebnet und zeigen, dass er in der Lage war, traditionelle disziplinäre Grenzen zu überschreiten.

Avicennas anhaltender Einfluss zeigt sich in der komplexen Struktur der modernen Gesellschaft, in der seine Lehren Orientierung und Inspiration für die Bewältigung der Komplexität des heutigen Zeitalters bieten. Die tiefe Tiefe seines Werks dient weiterhin als Leuchtfeuer der Weisheit und erhellt Wege für Fortschritt und Verständnis. In einer Welt, die sich ständig weiterentwickelt, ist Avicennas

intellektuelles Erbe ein Zeugnis für die Zeitlosigkeit des
Wissens und die anhaltende Relevanz der wissenschaftlichen Forschung.

X. Avicennas beständiger Geist

Lektionen für künftige Generationen

Treten Sie ein in die Welt von Avicenna, in der Philosophie, Ethik und Wissenschaft miteinander verwoben sind, um einen ganzheitlichen Ansatz zum Lernen und Verstehen zu schaffen. Erforschen Sie den anhaltenden Einfluss seiner Werke auf das islamische und westliche Denken und ergründen Sie die zeitlose Relevanz seiner Lehren in der heutigen Zeit. Werden Sie Zeuge von Avicennas Hingabe an den Erwerb von Wissen und seinem Engagement für Wahrheit und Integrität in der wissenschaftlichen Arbeit. Begleiten Sie uns, wenn wir Avicennas interdisziplinären Ansatz zur Problemlösung und seine Widerstandsfähigkeit angesichts politischer Instabilität enträtseln. Durch die Erforschung von Avicennas Moralphilosophie werden wir die Rolle der Tugend, der Religion, der Vernunft und des Intellekts bei der ethischen Beurteilung sowie die anhaltende Bedeutung seiner ethischen Ansichten für die zeitgenössische Ethik aufdecken. Machen Sie sich den Geist des lebenslangen Lernens, der intellektuellen Neugier und der Hingabe an die Weisheit zu eigen, während wir uns mit Avicennas Vermächtnis beschäftigen, das der Welt durch interdisziplinäres Lernen und ethische Praktiken einen Stempel aufgedrückt hat.

Avicennas nachhaltiger Einfluss auf künftige Generationen reicht weit über seine Zeit hinaus und hat sowohl das islamische als auch das westliche Denken unauslöschlich geprägt. Sein umfassendes Werk prägt weiterhin den intellektuellen Diskurs und unterstreicht die Universalität und Zeitlosigkeit seiner Lehren. Avicennas philosophische, ethische und wissenschaftliche Grundsätze sind auch heute noch aktuell und dienen zeitgenössischen Gelehrten und Denkern auf der Suche nach Weisheit in einer komplexen Welt als Leitfaden.

Im Mittelpunkt von Avicennas Vermächtnis steht seine unermüdliche Hingabe an das Lernen. Sein lebenslanges Engagement für den Erwerb und die Anwendung von Wissen ist ein Beispiel für sein unermüdliches Streben nach Wahrheit und Exzellenz und inspiriert andere, in seine wissenschaftlichen Fußstapfen zu treten. Avicennas ethische Haltung bei intellektuellen Bestrebungen setzt einen hohen Standard für akademische Integrität und unterstreicht die Bedeutung von Ehrlichkeit und Strenge bei wissenschaftlichen Bemühungen.

Ein bemerkenswerter Aspekt von Avicennas Ansatz ist seine interdisziplinäre Denkweise, die es ihm ermöglichte,

Lücken zwischen verschiedenen wissenschaftlichen Bereichen zu schließen. Seine Fähigkeit, Wissen über Disziplinen hinweg zu verknüpfen, bewies nicht nur seinen intellektuellen Scharfsinn, sondern ebnete auch den Weg für zukünftige Innovationen und Fortschritte im Verständnis der Welt. Obwohl Avicenna zu seiner Zeit mit politischer Instabilität und Herausforderungen konfrontiert war, unterstreichen sein Durchhaltevermögen und seine Anpassungsfähigkeit seinen bleibenden Einfluss und zeigen, wie wichtig Beharrlichkeit im Streben nach Wissen und Wahrheit ist.

Anwendung der Lehren von Avicenna auf die Herausforderungen und Bestrebungen der Gegenwart

Avicennas ganzheitliche Perspektive umfasste ein tiefes Verständnis für die Verflechtung von Wissenschaft und Religion, die er nicht als gegensätzliche Bereiche, sondern als komplementäre Facetten eines größeren Ganzen betrachtete. Sein Ansatz betonte die Harmonie zwischen empirischer Beobachtung und spiritueller Kontemplation und erkannte an, dass beide Wege zum Wissen für die Suche nach der Wahrheit unerlässlich sind.

Avicennas interdisziplinärer Ansatz zur Problemlösung war bahnbrechend, da er sich auf ein breites Spektrum von Disziplinen stützte. Durch die Integration von Erkenntnissen aus Bereichen wie der Medizin, der Philosophie und der Metaphysik versuchte er, komplexe Fragen mit einer umfassenden und differenzierten Perspektive anzugehen.

Diese interdisziplinäre Denkweise bereicherte nicht nur seine eigene Arbeit, sondern legte auch den Grundstein für spätere Generationen.

In seiner medizinischen Praxis setzte Avicenna mit seinen Prinzipien der medizinischen Ethik einen hohen Standard für mitfühlende und ethische Pflege. Er setzte sich für das Wohlergehen der Patienten, die ethische Behandlung des Einzelnen und die moralische Verantwortung des medizinischen Personals ein. Diese Werte sind in der modernen medizinischen Ethik nach wie vor einflussreich und spiegeln ein zeitloses Engagement für das Wohlergehen der Patienten wider.

Avicennas Betonung der Selbsterziehung spiegelt seinen Glauben an die transformative Kraft des Lernens und der persönlichen Entwicklung wider. Er betrachtete Bildung als ein lebenslanges Streben, das für intellektuelles Wachstum und moralische Verfeinerung unerlässlich ist. Diese Hingabe an die Selbstverbesserung prägte nicht nur Avicennas eigene bemerkenswerte Leistungen, sondern inspirierte auch andere dazu, das Streben nach Wissen mit Eifer zu betreiben.

Im Mittelpunkt von Avicennas Vermächtnis steht sein unerschütterliches Engagement für intellektuelle Unabhängigkeit und Wissbegierde. Er schätzte kritisches Denken,

Skepsis und den Mut, vorherrschende Überzeugungen in Frage zu stellen, da er erkannte, dass echter Fortschritt nur durch kühnes Forschen und aufgeschlossenes Erforschen erreicht werden kann. Avicennas Vermächtnis ist ein Zeugnis für die anhaltende Bedeutung von intellektueller Freiheit, Neugier und dem unermüdlichen Streben nach Wahrheit angesichts von Ungewissheit.

Ethische Überlegungen in Anlehnung an die Moralphilosophie von Avicenna

Avicennas Moralphilosophie befasst sich eingehend mit dem Wesen der Tugend und strebt nach menschlicher Vortrefflichkeit und moralischer Vollkommenheit. Im Mittelpunkt seines ethischen Rahmens steht die Integration religiöser und spiritueller Elemente mit rationaler Forschung. Avicenna glaubte, dass wahre Moral aus einer harmonischen Mischung von Vernunft und Glaube entstünde, wobei die Vernunft als Wegweiser zu moralischen Wahrheiten diente, während der Glaube geistige Führung und Zielsetzung bot.

In seinen ethischen Ansichten betonte Avicenna die Rolle der Vernunft und des Intellekts bei der ethischen Beurteilung und vertrat die Ansicht, dass der Einzelne seine rationalen Fähigkeiten einsetzen muss, um zwischen richtig und falsch zu unterscheiden und tugendhafte Entscheidungen zu treffen. Er betrachtete die Kultivierung von Tugenden wie Weisheit, Mut, Mäßigung und Gerechtigkeit als wesentlich für ein gut gelebtes Leben und die Förderung der ethischen Harmonie in der Gesellschaft.

Darüber hinaus unterstrichen Avicennas Einsichten in die soziale und politische Ethik die Bedeutung von Gerechtigkeit, Gleichheit und guter Regierungsführung für die Schaffung einer stabilen und prosperierenden Gemeinschaft. Er plädierte dafür, dass die Führer moralische Tugenden verkörpern und mit Weisheit und Mitgefühl regieren sollten, um das Gemeinwohl und die gesellschaftliche Harmonie zu fördern.

Die bleibende Bedeutung von Avicennas Moralphilosophie für die zeitgenössische Ethik liegt in ihrem ganzheitlichen Ansatz zur Moral, der Vernunft, Spiritualität und praktische Weisheit miteinander verbindet. Seine Betonung der moralischen Tugend, der ethischen Überlegung und der sozialen Verantwortung findet in modernen Diskussionen über Ethik weiterhin Anklang und bietet wertvolle Einblicke in das Wesen ethischer Entscheidungsfindung und die Kultivierung einer tugendhaften Gesellschaft.

Empfehlungen zur Integration von Avicennas Weisheit in die persönliche Entwicklung und Entfaltung

Lebenslanges Lernen bedeutet, die Seele mit Wissen zu nähren, eine unaufhörliche Reise, die die Grenzen von Zeit und Disziplinen überschreitet. Es verkörpert die Essenz der intellektuellen Neugier, eine Flamme, die das Streben nach Weisheit und Verständnis entfacht. Im Laufe der Geschichte zeichneten sich diejenigen, die unauslöschliche Spuren in der Zivilisation hinterlassen haben, durch ihr unermüdliches Engagement für das Lernen und ihren unstillbaren Durst nach neuen Erkenntnissen aus.

Angesichts von Herausforderungen und Widrigkeiten ist es dieses Engagement für Wachstum, das den Geist stärkt und den Einzelnen befähigt, turbulente Gewässer mit Widerstandsfähigkeit und Anmut zu durchqueren. Die Bereitschaft, sich mit verschiedenen Studienfächern und unterschiedlichen Perspektiven auseinanderzusetzen, fördert einen abgerundeten Intellekt, der Kreativität und Innovation durch die Synthese unterschiedlicher Ideen begünstigt.

Ein interdisziplinärer Ansatz erweitert nicht nur den eigenen Horizont, sondern auch das Verständnis für die Zusammenhänge des gesamten Wissens. Diese ganzheitliche Sicht auf die Welt ermöglicht es dem Einzelnen, komplexe Phänomene zu erfassen und vielschichtige Probleme mit einer Tiefe der Einsicht zu lösen, die über eine enge Spezialisierung hinausgeht.

Durch ihren Einfluss und das Vermächtnis, das sie hinterlassen, inspirieren lebenslang Lernende künftige Generationen dazu, das Streben nach Wissen mit Eifer und Hingabe zu betreiben. Ihr bleibender Einfluss hallt durch die Korridore der Zeit und dient als Leuchtfeuer für diejenigen, die in ihre Fußstapfen treten und nach intellektueller Größe streben wollen.

Interdisziplinäres Lernen bedeutet, sich einem ganzheitlichen Bildungsansatz zu verschreiben, der sich von der vielfältigen Wissensbasis von Universalgelehrten wie Avicenna inspirieren lässt. Avicennas Einfluss hallt durch die Jahrhunderte und erinnert uns an den bleibenden Wert seiner Ideen in den zeitgenössischen wissenschaftlichen und philosophischen Dialogen. Wenn wir die Essenz von Avicennas Vermächtnis verstehen und verinnerlichen, können wir unsere Lernreise mit einem bereichernden Ansatz beginnen.

Die Förderung der intellektuellen Neugier nach dem Vorbild von Avicenna verkörpert den Geist des unermüdlichen Hinterfragens und Erforschens, der Innovation und Fortschritt vorantreibt. Avicennas Betonung des kontinuierlichen Lernens und kritischen Denkens dient als Leuchtturm für Menschen, die in einer sich schnell entwickelnden Welt nach intellektuellem Wachstum und Verständnis suchen.

Darüber hinaus unterstreicht die Betrachtung von Avicennas moralischem Ansatz in der Medizin die Bedeutung ethischer Praktiken im Gesundheitswesen. Seine Grundsätze plädieren für eine mitfühlende und gewissenhafte Integration moralischer Werte in die medizinischen Praktiken und betonen die Bedeutung nicht nur der technischen Fähigkeiten, sondern auch der ethischen Verantwortung.

Die Integration von Weisheit und Wissen, wie sie von Avicenna vorgelebt wurde, ist entscheidend für die Kultivierung ausgewogener Perspektiven und fundierter Entscheidungen. Avicennas Ansatz unterstreicht die Notwendigkeit, Wissen auf Weisheit zu gründen und dadurch den Einzelnen zu durchdachtem und prinzipientreuem Handeln anzuleiten.

Indem wir uns Avicennas Engagement für Wissen und Spitzenleistungen zu eigen machen, werden wir auf einen Weg der kontinuierlichen Verbesserung und des Wachstums geführt. Avicennas unermüdliches Streben nach Exzellenz ist eine motivierende Kraft, die den Einzelnen dazu anspornt, bei all seinen Unternehmungen nach den höchsten Standards zu streben.

Resonanz der Ideen von Avicenna

Wir begeben uns auf eine Reise durch die weitreichenden und zeitlosen Ideen Avicennas und erforschen die Universalität seiner philosophischen Themen und den tiefgreifenden Einfluss seiner Werke auf verschiedene Studienbereiche. Von der Metaphysik bis zur Medizin, von der Logik bis zur Ethik - Avicennas Einfluss hallt durch die Jahrhunderte und prägt nicht nur die frühe moderne Wissenschaft, sondern auch das zeitgenössische islamische Denken und interdisziplinäre Studien. Begleiten Sie uns, wenn wir die intellektuellen Beiträge Avicennas enträtseln und seine bleibenden Ideen und ihre Bedeutung für die moderne Welt erforschen.

Erkundung der universellen Themen in Avicennas Schriften über Kulturen und Epochen hinweg

In seinem philosophischen Werk erforschte Avicenna universelle Themen, die über seine Zeit hinausgingen, und beschäftigte sich mit grundlegenden Fragen über die Existenz und die Natur der Realität. Sein Ansatz in der Metaphysik war von einer tiefen Kontemplation des Kosmos geprägt. Er schlug komplizierte Theorien vor, die das Wesen des Seins und die Verflechtung aller Dinge zu entschlüsseln versuchten. Avicennas philosophische Überlegungen gingen über bloße intellektuelle Neugier hinaus; sie spiegelten ein tiefes Verständnis für das verschlungene Netz der Existenz und die menschliche Suche nach Bedeutung wider.

Im Zentrum von Avicennas philosophischem Rahmenwerk stand die zentrale Rolle von Logik und Rationalität. Er glaubte, dass man durch diszipliniertes Denken und klares Nachdenken die Geheimnisse des Universums entschlüsseln und Einblick in die Mysterien der Existenz gewinnen könne. Avicennas Betonung der Logik als Werkzeug zur Wahrheitsfindung und zum Enträtseln komplexer metaphysischer Konzepte unterstreicht sein Engagement für intellektuelle Strenge und Präzision in der philosophischen Forschung.

In seinen medizinischen Abhandlungen verband Avicenna seine philosophischen Erkenntnisse mit praktischen Anwendungen und vertrat einen ganzheitlichen Ansatz zur Heilung, der die körperliche, geistige und spirituelle Dimension der Gesundheit umfasste. Seine Theorien zur Medizin waren stark von seinen metaphysischen Überzeugungen beeinflusst, denn er betrachtete den Körper nicht isoliert, sondern als integralen Bestandteil einer umfassenderen kosmischen Ordnung. Ebenso tiefgreifend war Avicennas Verständnis des Konzepts der Seele, die er als eine vielschichtige Entität betrachtete, die eine zentrale Rolle für das allgemeine Wohlbefinden eines Menschen spielt. Avicennas philosophische und medizinische Theorien, die sich mit der Verbindung von Körper, Geist und Seele befassen, bieten auch heute noch zeitlose Weisheit über die ganzheitliche Natur der menschlichen Existenz.

Avicennas philosophische Ideen haben einen tiefgreifenden und dauerhaften Einfluss auf eine Vielzahl von Disziplinen ausgeübt, was die Tiefe und Breite seines intellektuellen Erbes verdeutlicht. Im Bereich der modernen Medizin ist Avicennas Einfluss spürbar. Seine Betonung der empirischen Beobachtung, des systematischen Experimentierens und eines ganzheitlichen Ansatzes für den menschlichen Körper bildete die Grundlage für medizinische Praktiken, die bis zum heutigen Tag fortbestehen.

Darüber hinaus waren Avicennas Beiträge zur frühneuzeitlichen Wissenschaft transformativ und dienten als Brücke zwischen der antiken Weisheit und den aufkeimenden wissenschaftlichen Methoden seiner Zeit. Seine Pionierarbeit in Bereichen wie Anatomie, Pharmakologie und medizinische Theorie schuf die Voraussetzungen für zukünftige Fortschritte im Verständnis und in der Behandlung von Krankheiten.

Im Bereich des zeitgenössischen islamischen Denkens prägen Avicennas Ideen weiterhin die Diskussionen über Ethik, Metaphysik und Erkenntnistheorie und bieten einen philosophischen Rahmen, der Glauben und Vernunft in Einklang bringt. Seine Betonung der rationalen Untersuchung und des Strebens nach Wissen als Weg zur Wahrheit findet bei Gelehrten und Denkern, die sich mit der Schnittstelle von Glaube und Intellekt in der modernen Welt beschäftigen, großen Anklang.

Die Universalität von Avicennas intellektuellen Beiträgen zeigt sich in ihrem interdisziplinären Charakter, der kulturelle und zeitliche Grenzen überschreitet und in einer Vielzahl von akademischen Bereichen relevant bleibt. Seine Fähigkeit, Wissen aus verschiedenen Quellen zu synthetisieren und die Grenzen zwischen den Disziplinen zu überschreiten, dient als Vorbild für Wissenschaftler, die sich mit modernen interdisziplinären Studien befassen, und inspiriert sie dazu, Brücken zwischen verschiedenen Forschungsbereichen zu bauen und ein ganzheitliches Verständnis der Welt zu kultivieren. Auf diese Weise unterstreicht Avicennas anhaltende Relevanz den zeitlosen Wert intellektueller Neugier, rigoroser Untersuchungen und des Strebens nach Wissen über Grenzen und Barrieren hinweg.

Dialoge zwischen den Ideen Avicennas und den globalen Herausforderungen unserer Zeit

Avicennas Einfluss auf die moderne medizinische Ethik geht über bloße Behandlungsmethoden hinaus; sein ganzheitlicher Ansatz betont die Verflechtung der körperlichen, geistigen und spirituellen Aspekte der Gesundheit. In einer

Welt, in der die moderne Medizin oft von Spezialisierung geprägt ist, erinnert Avicenna mit seiner Betonung der Behandlung des ganzen Menschen an die Bedeutung eines umfassenden Ansatzes in der Gesundheitsversorgung.

Die Philosophie von Avicenna berührt auch die moderne Umweltethik. Seine Erkenntnis der komplizierten Beziehung zwischen Mensch und Natur findet heute, da wir uns mit Fragen des Klimawandels und der ökologischen Nachhaltigkeit auseinandersetzen, starken Widerhall. Seine Überzeugung, dass die Menschheit ein integraler Bestandteil des größeren Ökosystems ist, fordert uns auf, unsere Auswirkungen auf die Umwelt und die Bedeutung ihrer Bewahrung für künftige Generationen zu bedenken.

Avicennas Auseinandersetzung mit politischer Macht bietet Einblicke in die ethischen Dilemmata, mit denen Gelehrte in einflussreichen Positionen konfrontiert sind. Seine Navigation durch die politischen Landschaften seiner Zeit regt zum Nachdenken über die Verantwortung und die moralischen Herausforderungen an, die mit intellektueller Autorität und Macht einhergehen.

Darüber hinaus bleibt Avicennas pluralistisches Denken, das verschiedene Perspektiven und Offenheit für andere Überzeugungen umfasst, auch in der heutigen multikulturellen und vernetzten Welt relevant. Seine Lehren ermutigen uns, die Vielfalt anzunehmen und das Verständnis über verschiedene kulturelle und ideologische Grenzen hinweg zu fördern.

Im digitalen Zeitalter finden Avicennas Prinzipien der Wissenssuche und der Nutzung von Technologie für den gesellschaftlichen Fortschritt starken Widerhall. Seine Betonung des Lernens, der Innovation und der ethischen Anwendung von Technologie dient als Leuchtfeuer für die Navigation durch die Komplexität des modernen Zeitalters und fordert uns auf, die uns zur Verfügung stehenden digitalen Werkzeuge für das Gemeinwohl zu nutzen.